German Quernheim
Nicht ärgern – ändern!
Raus aus dem Burnout
Top im Gesundheitsjob

German Quernheim

Nicht ärgern – ändern!
Raus aus dem Burnout

Mit 14 Abbildungen

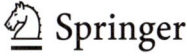

German Quernheim
Rheinstraße 9
56410 Montabaur
www.German-Quernheim.de

ISBN-13 978-3-642-05129-6 Springer-Verlag Berlin Heidelberg New York

Bibliografische Information der Deutschen Nationalbibliothek
Die Deutsche Nationalbibliothek verzeichnet diese Publikation in der Deutschen Nationalbibliografie;
detaillierte bibliografische Daten sind im Internet über http://dnb.d-nb.de abrufbar.

Springer Medizin
Springer-Verlag GmbH
ein Unternehmen von Springer Science+Business

springer.de

© Springer-Verlag Berlin Heidelberg 2010

Planung: Barbara Lengricht, Susanne Moritz, Berlin
Projektmanagement: Ulrike Niesel, Heidelberg
Lektorat: Dr. Sirka Nitschmann, Werl-Westönnen
Zeichnungen: Claudia Styrsky, München
Layout und Umschlaggestaltung: deblik Berlin
Satz: Fotosatz-Service Köhler GmbH – Reinhold Schöberl, Würzburg

SPIN: 12758654

Gedruckt auf säurefreiem Papier   22/2122/UN – 5 4 3 2 1 0

Vorwort

Kompakt, praxisnah, lesbar und damit hilfreich, so sollte diese neue Reihe für Berufstätige an der Basis sein. Diese Bücher »Top im Gesundheitsjob« sind untereinander vernetzt. Gerne habe ich dafür diesen Titel zum Themenbereich »Burnout-Prophylaxe« geschrieben.

Angeregt wurde ich von mehreren Burnout-Fällen im Kollegen- und Bekanntenkreis. Zudem entwickelte sich Burnout zu einem Schwerpunkt in meiner Coachingausbildung. Auch diesem Buch merkt man an, dass es durch die jahrelange Arbeit mit Menschen in Seminaren entstanden ist. Diesen danke ich als erstes für die vielen Beispiele aus ihrem Berufsalltag. Durch die gemeinsame Bewältigung im Seminar- oder Coachingkontext durfte ich vielerlei Erfahrungen mit wirksamen Schutzmaßnahmen sammeln und diese bis heute vermitteln.

Ganz herzlich danke ich Frau Lengricht und Frau Moritz stellvertretend für den Springer-Verlag, Frau Nitschmann vom Lektorat, Frau Styrsky für die gelungenen Abbildungen, und natürlich Ihnen der Leserin bzw. dem Leser für den Erwerb.

Ich wünsche Ihnen hilfreiche Anregungen und freue mich auf Ihre Reaktionen.

Montabaur im Juli 2010
German Quernheim

Ein Mensch sagt, und ist stolz darauf,
Er geh' in seinen Pflichten auf.
Doch bald darauf, nicht mehr so munter,
Geht er in seinen Pflichten unter.
(Eugen Roth)

Über den Autor

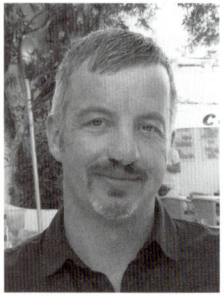

German Quernheim ist Krankenpfleger, Dipl.-Pflegepädagoge und NLP-MasterCoach im Bereich Change-Management, Systemisches Coaching und Karriereplanung. Er sammelte Erfahrungen in der Personalentwicklung und in Führungspositionen verschiedenster Gesundheitseinrichtungen. Er begleitet Mitarbeiter aus Gesundheitsberufen als Praxisanleiter und Personalcoach. In seiner Tätigkeit als Dozent lehrt er an der verschiedenen Bildungseinrichtungen in Deutschland, Österreich und der Schweiz.

Inhaltsverzeichnis

Kennen Sie das ?

Pia bebt. Sie ballt ihre Fäuste und spannt Nacken und Stirn an. Ihre Augen sind verkniffen und ihr Kopf droht zu explodieren. Diesen Druck erlebt sie immer, wenn Patienten sich wegen etwas bei ihr beschweren, für das Pia nichts kann. Sie ärgert sich manchmal so sehr, dass ihre Kopfschmerzen noch Stunden nach Arbeitsende anhalten. Den Umgang mit dementen Patienten erlebt Pia immer belastender: Sie reagiert ihnen gegenüber fahrig und ungehalten. Ihr fällt das unbewusste Fäuste machen kaum noch auf. Sie hat Angst, dass ihre Hand ihr einmal ausrutschen könnte. Klar ist sie eine vorbildliche Fachkraft, die sich intensiv in die Situation des Patienten hineinversetzen kann. Aber es gelingt ihr im Privatleben kaum noch abzuschalten.

Marc wird von seiner Teamleitung zuhause im »Frei« angerufen und aufgefordert, auch an diesem dritten Wochenende in Folge den Dienst für einen kranken Mitarbeiter zu übernehmen. Nur widerwillig sagt er zu, besteht allerdings darauf, an beiden Tagen »Früh/Früh« zu arbeiten. Denn für die Nachmittage verpflichtete er sich, sein Amt als Kassierer bei einer Veranstaltung seines Vereines zu übernehmen. Zudem kümmert er sich auch noch um den Hund der verreisten Nachbarn. An diesem Abend hat Marc wie so oft große Probleme einzuschlafen. Er denkt an die unausgesprochenen Reibereien und Feindseligkeiten in seinem Stationsteam. Dadurch vergeht ihm die Lust morgen arbeiten zu gehen. Gegen sein dumpfes Gefühl im Magen trinkt er einen Kräuterschnaps. Schlaflos liegt er noch um halb 2 im Bett. Gleich, um 5 Uhr, wird der Wecker wieder klingeln.

Burnout verstehen

Pia und Marc erleben ihre Situation bedrückend und unausweichlich (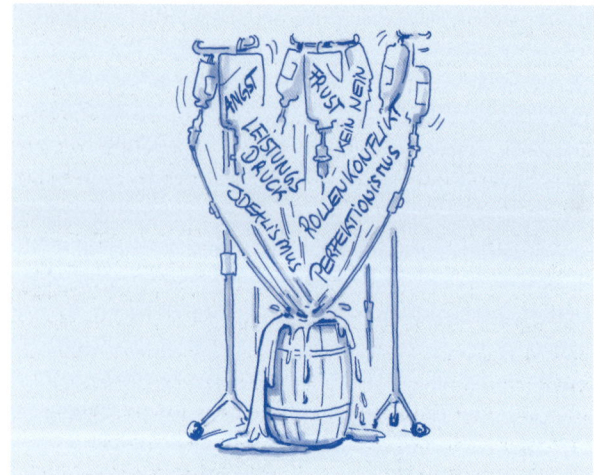 Abb. 1.1). Gutgemeinte Ratschläge hörten beide in letzter Zeit öfter: »*Mach nicht so viel! – Du musst gelassener werden!*«. Aber wie soll man das erreichen? Zumindest haben sie es in ihrer Ausbildung für das Gesundheitswesen nicht gelernt.

1.1 Was ist Burnout?

Burnout
Das englische Wort »Burnout« bedeutet so viel wie **ausbrennen** und bezeichnet den Zustand emotionaler Erschöpfung mit deutlich reduzierter Leistungsfähigkeit.

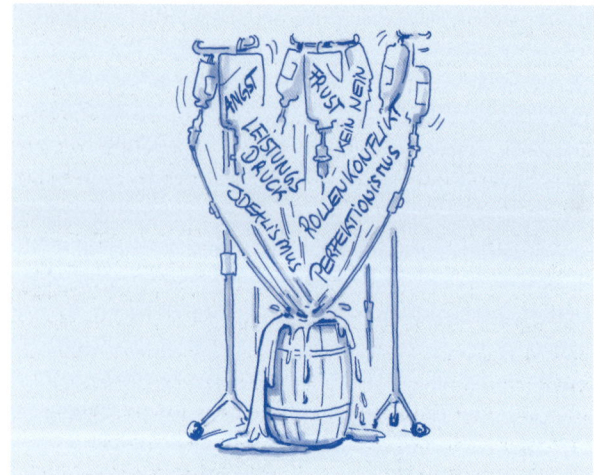

◻ Abb. 1.1. Überlaufendes Fass.

Eine besondere Begabung, die im Menschen in der Vergangenheit einmal (ent)brannte – vielleicht sein Engagement oder seine Motivation für eine Sache – ist erloschen. Während die Person früher optimistisch und mit spürbarer Leidenschaft an die berufliche Tätigkeit herangegangen ist, verkehrt sich dieses Engagement in eine negative Einstellung zur Arbeit, zum Patienten oder auch zum Team. Überdies verlieren Betroffene die Fähigkeit sich zu erholen.

Depression – Burnout – Erschöpfungssyndrom

Viele Quellen beschreiben Burnout als einen Zustand, bei dem mehrere Symptome gleichzeitig auftreten. Darum wird es auch Burnout-**Syndrom** genannt. Die Auflistungen von Befindlichkeiten machen Diagnostik und Abgrenzungen zu anderen Erkrankungen nicht leichter. Zudem gibt es keine eindeutigen Labortests oder Untersuchungen, die das Krankheitsbild klassifizieren.

Bei einem Teil der Patienten ist das Burnout-Syndrom mit einer **Depression** kombiniert. Depressive Menschen leiden unter klassischen schwermütigen Selbstzweifeln oder Suizidgedanken. Auslöser können im Tod von nahen Angehörigen und anderen Verlusten liegen. Die Depression ist die häufigste psychische Erkrankung in unserem Kulturkreis, die meist mit Medikamenten und Psychotherapie behandelt wird. Damit gehört diese Stoffwechselerkrankung des Gehirns zu einem der größten Kostenfaktoren im Gesundheitswesen.

Ein Lottogewinn von 1 Million Euro ändert für einen depressiven Patienten kaum etwas. Ganz andere Auswirkungen hätte dies für den Burnout-Gefährdeten. Dieser könnte es sich erlauben, die belastenden Faktoren durch die zur Verfügung stehenden Zahlungsmittel zu kompensieren (muss nicht mehr Geld verdienen – kann sich eine Putzfrau leisten usw.) und wahrscheinlich verschwinden daraufhin seine Beschwerden. Bei Burnout-Betroffenen steht mehr die **Frustration** im Vordergrund. Die Patienten erleben eine Ohnmacht und/oder erreichen ihre selbstgesteckten Ziele nicht. Burnout bezieht sich also mehr auf den Leistungsdruck im Berufs- und/oder Privatleben. Für das Ausbleiben der Zielerreichung werden häufig spezielle berufliche Ursachen verantwortlich gemacht, z. B. der Personalmangel oder die steigende Anspruchshaltung von Vorgesetzten und Patienten.

❯ Burnout ohne eine Depression ist selten – eine Depression ohne Burnout kommt dagegen häufig vor.

Das **chronische Erschöpfungssyndrom** CFS (chronic fatique syndrome) gilt als komplexe, mindestens 6 Monate andauernde, sehr starke Erschöpfung. CFS verknüpft sich oft mit Tumorerkrankungen und anderen Immundefekten. Die ICD-10-Diagnose: G 93.3 gilt als organische Störung des Gehirns und darf nicht mit Burnout verwechselt werden.

Charakteristika

Menschen mit Burnout-Syndrom erleben über Monate, manchmal über Jahre, einen **konstanten Leistungsdruck**, der sie immer tiefer in diesem Dilemma versinken lässt. Bildhaft darf sich der Leser den Burnout-Verlauf wie eine enge Wendeltreppe vorstellen, die mit schmalen

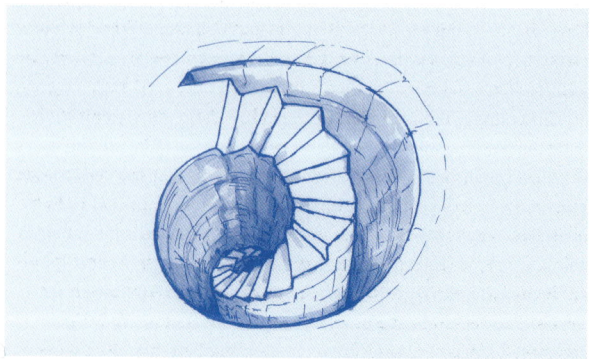

◘ Abb. 1.2. Wendeltreppe.

Stufen nach unten führt. Je tiefer abgestiegen wird, desto mehr verengt sich der (Tunnel)blick (☐ Abb. 1.2).

Der Druck des Burnouts lastet dabei so stark, dass Betroffene glauben, sich diesem aus eigener Kraft nicht entziehen zu können. Typischerweise übersehen sie, dass sie schon lange nicht mehr auf der obersten Treppenstufe stehen, sondern bereits auf dem Weg nach unten sind. Der »Gestresste« blendet nahezu alles, was links und rechts ist, aus und fokussiert seine Wahrnehmung nur noch auf die Problemsituation. So merkt er nicht, wie tief er bereits in dieser Zwangslage steckt.

Burnout ist »in«

Leistungsträger schämen sich manchmal »depressiv« zu sein; Stattdessen wird eher die gesellschaftlich akzeptierte »Edel-Variante« Burnout benutzt. Denn in ihren Augen werden vor allem Verlierer depressiv, Burnout ist ihrer Meinung nach eine Diagnose für »Gewinner«.

Immer wieder tauchen neue Personennamen in der Presse auf, wer alles von Burnout betroffen ist. Diese Outing-Bereitschaft wäre vor 10 Jahren nicht möglich gewesen. Die inflationäre Verwendung des Begriffs lässt sich auch kritisch betrachten. Ist Burnout »hip«? Ist es »schick«, sich selbst so zu klassifizieren, um jedem klar zu machen, wie wichtig man ist? Manche ältere Mitbürger, die Kriege, Vertreibung und erdrückende Zeiten von Entbehrung erlebt haben, fragen, warum sie damals diesem Kriegsstress nicht erlegen waren.

Vielleicht hat es in der Tat mit dem aktuellen Überangebot an Kommunikation und Medien zu tun? Dadurch verlieren einige den Überblick und es gelingt ihnen nicht mehr abzuschalten. Nicht nur für Auszubildende erscheint es beispielsweise undenkbar, wenn sie im Urlaub auf Ihr Handy verzichten sollen. Wir sind immer erreichbar – rund um die Uhr versorgt mit Radio, Fernsehen, Twitter und SMS-Botschaften. Ob dies eine Ursache für den enormen Anstieg der Erkrankung ist?

Häufigkeit

Burnout wird in der derzeit im deutschen Gesundheitswesen verbindlichen 10. Auflage der »Internationalen Klassifikation der Erkrankungen«, kurz ICD-10, als **»Zustand der totalen Erschöpfung«** mit dem Diagnoseschlüssel Z 73.0 erfasst. Diese Z (für Zusatz)bezeichnungen werden allerdings nur für Symptome ohne eigenständigen Krankheitswert vergeben. Sie beschreiben Faktoren, die die Gesundheit beeinflussen. Die Anzahl der Betroffenen steigt nach Aussage der Krankenkassen permanent an. So berichtet die Tagespresse, dass Berufstätige zunehmend stark gestresst seien [55]. Etwa die Hälfte der Arbeitnehmer leide bei der Arbeit unter hohen psychischen Belastungen. Mehr als die Hälfte sei von Schlafstörungen (53%), depressiven Verstimmungen (37%), Nervosität (36%) und Konzentrationsstörungen (32%) betroffen. Der Anteil der Arbeitnehmer, die wegen psychischer Erkrankungen ausfielen, sei demnach in den letzten 10 Jahren um 60% angestiegen. Noch ist Burnout keine klassische ICD-Diagnose – noch nicht!

1.2 Burnout-Ursachen in der Persönlichkeit

Welchen gemeinsamen Nenner haben Betroffene? Gibt es Verhaltensmuster oder Charaktereigenschaften, die typisch sind?

Vorweg aber hier schon der Hinweis: Selten steht eine einzige Ursache im Zentrum – meist liegen mehrere Gründe vor.

Selbstwertgefühl

Nach wie vor ortet ein Teil der Fachliteratur die zentralen Ursachen für Burnout in den Stressoren des **Arbeitsfeldes**: z. B. durch immer krankere Patienten bei weniger Personal. Andere Autoren ergänzen diese Sichtweise und addieren die **individuelle Komponente**, z. B. das persönliche Bewältigungsverhalten dazu [42][50]. Denn wenn Burnout nur durch die berufliche Arbeit im Gesundheitswesen verursacht wäre, müssten dann nicht alle Mitglieder eines Teams an Burnout erkranken? Warum aber droht ein Mitarbeiter »auszubrennen« und andere wirken regelrecht immun?

Menschen unterscheiden sich in ihren persönlichen Verhaltensweisen und in ihrem **Selbstwertgefühl**. Dieses Gefühl entwickelt sich in Kindheit und Jugend und beschreibt das eigene subjektive Bild, das ich von mir habe. Ein zu **hohes Selbstwertgefühl** kann zu Überheblichkeit und zur Verkennung der Realität führen. Schlimmstenfalls erlebt der Betroffene negative und ablehnende Reaktionen, weil er auf andere arrogant und überheblich wirkt. Diese **Egozentriker** sehen sich selbst, oft unbewusst, im Mittelpunkt und zeigen eine übertriebene Selbstbezogenheit. Wenn Betroffene nicht im Zentrum des Interesses stehen erleben sie Stress und wirken dann oft traurig und enttäuscht.

Umgekehrt führt ein zu **niedriges Selbstwertgefühl** zu andauernden Selbstzweifeln mit Fehleinschätzungen bezüglich der eigenen Leistungsmöglichkeiten. Menschen mit dieser Ausprägung trauen sich nicht alleine selbstbewusste Entscheidungen zu treffen. Sie orientieren sich an Führungspersönlichkeiten und stehen nicht zu ihrer eigenen Meinung. Eine **selbstlose Einstellung** verleugnet die eigenen Interessen und konzentriert sich ganz auf die Bedürfnisse des Anderen. Helfer haben den hohen Anspruch **immer** freundlich sein zu müssen. Dadurch verbieten sie sich selbst ein klares »Nein-Sagen«. Solche Mitarbeiter leben mit der Gefahr ausgenutzt zu werden. Sie blenden ihre Bedürfnisse nach Eigenschutz und Erholung aus und erkranken deutlich eher an Burnout.

Der Psychologe Wolfgang Schmidtbauer entwickelte dazu eine Persönlichkeitstheorie, die in engem Kontakt zum Burnout steht, das **Helfersyndrom**:

Menschen mit niedrigem Selbstwertgefühl erleben Ängste, die möglicherweise von biografisch erlebten Defiziten herrühren. Als Kind erfuhren sie, dass sie nicht aufgrund ihrer Persönlichkeit, sondern nur bei entsprechender Leistung geliebt und anerkannt wurden. Damit idealisieren Betroffene unter Umständen das »Helfen« und verschaffen sich ein gutes Gefühl, wenn sie nun selbst schwächeren, kranken und

benachteiligten Personen »Gutes tun«. Oft orientieren sie sich dabei
mehr am Wohlergehen der Anderen, als dass sie auf ihre eigene psychische und körperliche Gesundheit achten. Sie sind selbst äußerst
bedürftig nach Anerkennung und handeln unterschwellig dermaßen
selbstbezogen, dass ihre Hilfe nicht immer wirkt. Nach Schmidtbauer
sind Menschen mit Helfersyndrom besonders in den klassisch helfen-
den Berufen zu finden: Pflegende, Medizinische Fachangestellte, Physiotherapeuten, Ärzte, Lehrer, Pädagogen, Polizisten, Theologen u. a.

Aber nicht alle Burnout-Erkrankten leiden am Helfersyndrom.

Idealismus oder das »Mutter-Theresa-Syndrom«

Manche Burnout-Gefährdete stecken sich selbst viel **zu hohe idealistische Ziele**. Sie möchten Gutes tun und damit die Welt verändern.
Vom Umfeld werden sie zuweilen als »Mutter Theresa« der Einrichtung
bezeichnet, weil sie sich (ungefragt) um alles kümmern und jedem
helfen möchten. Prinzipiell ist eine aktive positiv helfend-unterstüt-
zende Ausrichtung nicht zu kritisieren. Spätestens aber dann, wenn
die eigenen Bedürfnisse unbeachtet bleiben, kann es pathologisch
werden. So powern Betroffene z. B. über lange Zeit 200%ig an der
Arbeitsstelle ohne die Folgen zu bedenken. Das bedeutet, sie bringen
deutlich mehr Leistung ein, als in ihrem Arbeitsvertrag gefordert
wird. Manch Arbeitgeber mag sich darüber insgeheim freuen – aber er
denkt damit zu kurzfristig. Denn die langfristigen negativen Konsequenzen werden ausgeblendet. Ein Burnout-Erkrankter hilft
niemandem mehr. Denn in welchem Verhältnis stehen die ehemals
investierten 200 %, wenn die Mitarbeiter in Folge dessen über lange Zeit
zu **100% ausfallen**?

Aktuell wird in der Burnout-Forschung das beschriebene hohe
Anfängerengagement kritisch diskutiert – schützt oder schadet die
anfangs idealistische Einstellung. Gerade die Potsdamer Lehrerstudie
verdeutlicht, dass Lehrer, die ihren Beruf mehr als Notlösung gewählt
haben – und über wenig oder keinen anfänglichen Idealismus ver-
fügten, mit zunehmenden Berufsjahren in besonderer Weise von Burn-

out betroffen sind [67]. Andere Autoren meinen, dass ein gesundes Maß an Idealismus eher vor Burnout schütze [48].

Angestellte helfender Berufe mit besonders edlen Motiven neigen ganz besonders dazu, die Niederungen des Arbeitsalltages aus ihrer Vorstellung auszublenden. Pflegefachkraft wird man, weil man helfen möchte. Über Einsparmaßnahmen (die es schon immer gegeben hat), über Zwist mit Kollegen, Vorgesetzten, Patienten bzw. Kunden, über die notwendige Dokumentation seiner Arbeit macht sich kaum jemand Gedanken, wenn er die Entscheidung für eine Ausbildung in diesen Berufen trifft

Perfektionismus oder die Angst vor Delegation

Perfektionisten reicht es nicht, eine gute Arzthelferin oder Krankenpfleger darzustellen. Nein, viele wollten immer schon die beste und vollkommenste Mitarbeiterin sein. Oft scheitern sie an ihren eigenen Erwartungen. Der krankhafte Perfektionismus lässt eigene Fehler als Katastrophe erleben und investiert unnötig viel Energie in die fehlerfreie Erledigung anstehender Tätigkeiten. Zudem vermeiden Betroffene das **Delegieren** von Aufgaben, weil sie glauben, nur sie selbst könnten dies mustergültig übernehmen, zumal das Erklären viel zu lange dauern würde. Solch ein extremer Ehrgeiz wird meist durch die Erziehung geprägt.

Unvermögen zum »Nein-Sagen«

Das sog. **»Please-me-Syndrom«** beschreibt Menschen, die nicht »Nein« sagen können. Werden sie von Anderen für Projekte angefragt, so ist ihre Zusage so gut wie sicher. Dabei verkennen Sie den Aufwand und räumen sich selbst viel zu kurze Pufferzeiten ein. Eine Lebensweisheit besagt, dass Zusatzaufgaben meist länger dauern als man glaubt. Hier setzt ein Dominoeffekt ein. Betroffene stehen gewissenhaft zu ihrem Wort, denn sie haben ja zugesagt. Obwohl sie nun selbst an ihre körper-

lichen Grenzen gelangen, setzen sie sich anhaltend diesem Belastungs-
druck aus, koste es was es wolle. Dass es ihre Gesundheit »kosten
wird«, ahnen sie noch nicht, bzw. sie blenden dieses Wissen »erfolgreich« aus.

Leistungsdruck

Arbeitnehmer in einer sog. »**Sandwich-Position**« erleben Druck von
oben: »*Wir müssen am Personal sparen.*« und erhalten zeitgleich die
Rückmeldung von unten: »*Wir können nicht mehr!*«. Diese sind besonders Burnout-gefährdet. Dazu zählen z. B. Teamleitungen und
Abteilungsleitungen. Genauso auch Menschen, die sich auf Prüfungen
vorbereiten oder die schwierige Projekte umzusetzen haben. Weitere
Ursachen, wie die Stressoren im Berufs- und Privatleben, werden in
den Folgekapiteln verdeutlicht.

1.3 Burnout-Ursachen in den Gesundheitsberufen

Oft denken Leser und Seminarteilnehmer, dass sich gewisse Umstände
im Gesundheitswesen nicht ändern ließen und dass sie sich deswegen
auch weiterhin ärgern müssten. Dies ist ein Irrtum, den wir im Folgenden etwas genauer betrachten werden.

Der **Rollenkonflikt** verläuft zwischen dem **Wunschbild des Idealbe-
rufs**, der für manchen Kollegen durch Medien in Form von »Schwester
Stefanie & Co.« aufgebaut wurde – und der **ungefilterten Realität**
des Gesundheitswesens mit fordernden Angehörigen, kritisierenden
Patienten, schreienden Vorgesetzten und manchmal intriganten Kollegen. Bei großer Diskrepanz steigt die **emotionale Enttäuschung** mit
jedem Arbeitstag an und bietet weitere Quellen für die Entstehung von
Burnout.

Angestellte in Gesundheitsfachberufen sind häufig **frustriert**, weil
es auf den Stationen von Kliniken und Heimen, in Praxen und in der
ambulanten Pflege so vieles gibt, was sie selbst, als »kleiner Angestellter«

nicht ändern glauben zu können. Sie beschränken sich z. T. auf minimale oberflächliche Aspekte ihrer Tätigkeit und erleben auf vielfältige Art und Weise einen Mangel an Anerkennung und Autorität. Diese wird der enormen Verantwortung, die z. B. Pflegende für das Leben ihrer Patienten tragen, in keiner Weise gerecht. Defizitär erleben sie, dass sie **kaum Mitsprache- und Entscheidungsmöglichkeiten** haben.

✔ **Praxistipp**

Wenn über längere Zeit mehr als 10% der Mitarbeiter permanent Krankmeldungen vorlegen, sollte die Unternehmensführung ihr Personalmanagement auf Burnout-Risiken analysieren.

In den letzten Jahren entwickelte sich eine gesellschaftliche Tendenz, menschlichem Leid aus dem Weg zu gehen. Teilweise erleben Angestellte im Gesundheitswesen durch die berufliche Beschäftigung mit Randgruppen ein »Dazugehören« zur **Stigmatisierung**. Je mehr die Patienten »gesellschaftlich geringgeschätzte« Menschen, wie Drogenabhängige, Alte, Kranke oder Obdachlose sind, desto **weniger Wertschätzung** empfinden sie möglicherweise in ihrer Arbeit.

Was ist ein Stressor?

Zudem verstärkt Unvorhersehbarkeit Stressreaktionen, während bereits die bloße Wahrnehmung von Kontrollmöglichkeiten über den **Stressor** seine Wirkung reduziert. Zur Prävention von Burnout zählt u. a. das Bewusstmachen dieser diversen Stressoren.

Stressor

Ein Stressor ist ein mit Unlust erlebter Belastungsfaktor und wird durch ein Missverhältnis von Anforderungen und den zur Verfügung stehenden Kompetenzen und Ressourcen hervorgerufen.

Den Anforderungen stehen unsere Fähigkeiten inklusive der unterstützenden Mittel gegenüber. Wenn wir z. B. zu wenig schlafen, wird die Belastung während der Arbeit meistens stärker empfunden. Im Ergebnis sind wir weniger stresstolerant (◘ Abb. 1.3).

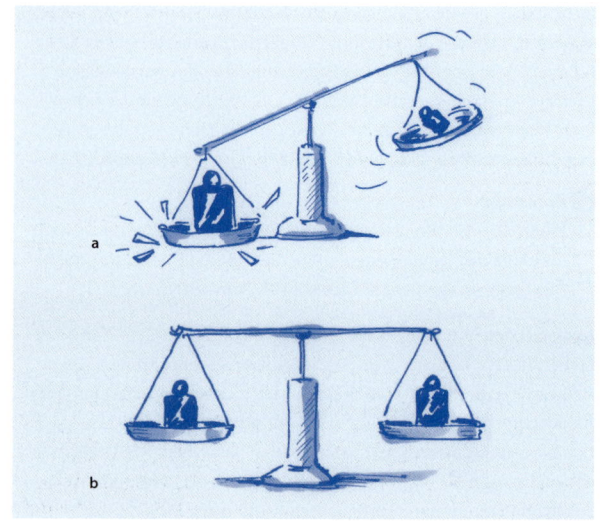

▪ Abb. 1.3. **Unausgeglichene vs. ausgeglichene Waage.**

Stressoren wirken, wenn die Anforderungen höher sind als die zur Verfügung stehenden Ressourcen. Die meisten Menschen versuchen ihre Probleme durch für sie bekannte Lösungsmöglichkeiten anzugehen. Wenn diese scheitern, bleiben sie trotzdem bei dem gleichen Lösungsansatz, versuchen es immer auf dieselbe Weise und wundern sich frustriert, dass die Problemlösung auch in Folgeversuchen nicht gelingt. Schon Albert Einstein sagte: »*Die Lösung eines Problems liegt selten auf der gleichen Ebene.*«.

Die Lösung liegt zumeist im Bewusstmachen der Problementstehung. Sobald Sie sich mit den Ursachen ernsthaft auseinandersetzen, ist eine Veränderung nahezu »vorprogrammiert«. Bildhaft können Sie sich Stress wie die Saite eines Instruments vorstellen: Fehlt deren Spannung, so gibt es keine Musik. Wird die Seite aber zu sehr gespannt, so zerreißt diese.

Mit einer ausgeglichenen Work-Life-Balance (► Kap. 4.8) werden Sie widerstandsfähiger und überwinden auch höchste Ansprüche. Finden Sie darum Ihre optimale Spannung.

Individuelle Unterschiede im Umgang mit Stressoren

Stressoren müssen nicht bei jedem Mitarbeiter zu einer negativen Beanspruchung führen; vergleichen Sie die unterschiedlichen Reaktionen (◘ Tab. 1.1).

◘ **Tab. 1.1.** Reaktionsmöglichkeiten auf Stressoren

Professioneller Umgang	Passives Ertragen von Stress
Für **Kollegin A** sind drei neue Patienten, die zum gleichen Zeitpunkt kommen, eine anspruchs- und reizvolle sowie spannende Herausforderung. Hier kann sie ihre gebündelte Fachexpertise einsetzen und mit ihren Managementfähigkeiten die Situation zur Zufriedenheit aller Beteiligten bewältigen. Sie greift dazu auf professionelle logistische Grundregeln zurück. Während Patient 1 und 2 beschäftigt werden und Formulare ausfüllen, werden bei Patient 3 bereits Maßnahmen der Diagnostik eingeleitet. Die Beschwerden eines Angehörigen bearbeitet Kollegin A aufmerksam. Durch entsprechende kundenorientierte Einwandbehandlung stellt sie seine Zufriedenheit wieder her.	Für **Kollegin B** bedeuten die zeitgleich fordernden drei Patienten stärksten Druck, Strapaze und Stress. Sie wirkt fahrig und genervt. Aufgrund dessen reagiert einer der Angehörigen forsch und reklamiert lautstark. Kollegin B entgegnet patzig: »*Dann müssen Sie sich eben beim Arzt beschweren.*«. Durch den erlebten Druck unterlaufen ihr kleine Fehler. Sie bemerkt es und daraufhin beginnen in ihren Gedanken die negativen Selbstgespräche meist mit »*Mist!*« oder »*Verdammt!*«. Ihr Blutdruck steigt, ihr Magen zwickt, der Kugelschreiber zittert. Einige Zeit später konfrontiert sie der Arzt mit den Beschwerden der Angehörigen und klagt ihr gegenüber, ob er sich denn nun um alles selbst kümmern müsse.
Bei Dienstende erlebt Kollegin A das Gefühl, den besonderen Anforderungen erfolgreich gerecht geworden zu sein.	Die hektische Nervosität und der hohe Blutdruck von Kollegin B halten noch Stunden nach dem Ereignis an. Auch später, bis in den Feierabend hinein, bleibt der Stress in ihren Gedanken präsent.

Stressoren sind subjektiv und können in unterschiedlichster Art wirken (Kollegin B) oder eben auch nicht wirken (Kollegin A). Es gibt kein Pauschalrezept, um Stressoren zu begegnen. Darum ist der erste Schritt zur Bewältigung eine Untersuchung der verschiedenen Ausgangssituationen. So lassen sich anhand des pflegerischen Berufsalltags die nachfolgenden Situationen beispielsweise unterscheiden:

1. Es gibt Zeiten von **quantitativer Unterforderung**:
   Auf Station herrscht nachts eine gewisse Monotonie. Nur selten treten Signalreize auf.
2. Es gibt Zeiten von **qualitativer Unterforderung**:
   Besonders für weitergebildetes Personal, wie einer Fachpflegerin für Intensivpflege, die auf Normalstation eingesetzt wird und sich dort entsprechend unterfordert fühlt.
3. Tagsüber gibt es Phasen von **quantitativer Überforderung**:
   Immer mehr Patienten bleiben immer kürzer stationär.
4. Zudem kommt es zeitweise oder dauerhaft zur **qualitativen Überforderung**:
   Schwerkranke Patienten in Sterbephasen erfordern z. B. höhere emotionale Anforderungen.

Untersuchungen belegen, dass der Mangel an Zeit, sich optimal um die Patienten kümmern zu können, eine der stärksten Stressoren in der Pflege darstellt [14]. Hier kann möglicherweise durch andere Einstellungen ein Teil des Druckes herausgenommen werden. Die beiden ersten Beispiele der Unterforderung werden selten mit Burnout in Verbindung gebracht. Hier hat sich eine neue Bezeichnung etabliert. Boreout von englisch: »to bore« = langweilen.

Boreout
Boreout bezeichnet die Unzufriedenheit mit dem eigenen Arbeitsplatz infolge von Langeweile und Unterforderung.

Betroffene werden durch die fehlende Übertragung von sinnvollen Aufgaben und Herausforderungen quasi zur »Faulheit« geführt und erleben quantitative und qualitative Unterforderungen negativ. Je häufiger der Alltag von immer gleichen Routinen ohne wirkliche Herausforderungen geprägt ist, desto höher ist das **Boreout-Risiko**.

Patienten als Stressor

Im Gegensatz zu anderen personenbezogenen Dienstleistungsberufen sind unsere Kunden zum Großteil Patienten. Und obwohl diese vom Wortursprung (lateinisch »*patient*« = geduldig, leidend) entsprechend krank sind, erhalten sie damit auch eine **Macht**. Andere Angestellte in Dienstleistungsberufe im Hotel-/Gastronomiegewerbe oder im Verkauf können deutlichere Grenzen setzen. Wenn dort Kunden **unverschämt** werden oder sich nicht an Absprachen halten, wird die Zusammenarbeit aufgekündigt. Bei Patients geht das nicht so leicht. Angestellte im Gesundheitswesen können sich die Patienten kaum aussuchen. Einrichtungen haben oftmals einen Versorgungsauftrag und es gibt gesetzliche Verpflichtungen zur Behandlung. Hieraus leiten einige Berufsangehörige die Haltung ab, dass sie selbst permanent im Notfall einspringen müssten, weil es kranke Menschen seien, denen geholfen werden müsse, weil die Praxis oder Station doch laufen müsse (▶ Top im Job: Arbeitgeber Patient).

Im Gesundheitswesen gibt es noch ein Unterscheidungsmerkmal zu anderen Dienstleistungsberufen: Gesunde, erfolgreich gepflegte und behandelte Patienten kommen selten später noch einmal zurück, um ihr Lob oder ihre Anerkennung auszusprechen. Sie bleiben einfach weg. Die fehlende Anerkennung und Wertschätzung erleben Angestellte im Gesundheitswesen als **Gratifikationskrise**.

Kollegiales Umfeld als Stressor

Umfragen ergaben, dass die berufliche Belastung Pflegender zu zwei Dritteln nicht aus der Arbeit mit den Patienten, sondern aus einer gespannten Beziehung zu Kollegen und Chefs resultiert [51].

Führungsstil

Mängel im Führungsstil lassen funktionierende Teams auseinanderbrechen. Mitglieder erleben Ungerechtigkeiten oder Bevorzugungen. Sobald die Führungsleistung der Leitung abnimmt, verlagern sich systemisch Energien. Im nächsten Schritt übernehmen einzelne Teammitglieder verdeckt oder offen die Leitung. Meist liegt der Auslöser in **nicht bearbeiteten Konflikten**. Wichtig ist es daher, sich klarzumachen, dass die Verantwortung besteht, das Problem aufzugreifen und aktiv anzugehen anstatt es zu verleugnen. So versicherte mir eine PDL einer 1000-Betten-Einrichtung, in ihrem Hause gebe es, Zitat: »kein Burnout!« Übrigens ist laut einer Studie die Burnout-Belastung besonders auf den Stationen hoch, wo die Führungskraft selbst das Burnout-Syndrom hatte [33].

Mobbing im Team

Wenn ein oder mehrere Mitglieder eines Teams über eines ihrer Mitglieder oder die Leitung herfallen (engl. »*to mob*« = angreifen), wird von Mobbing gesprochen. Die Verursacher haben das Ziel durch negative Kommunikation zu **schikanieren, beleidigen** oder zu **bedrängen**. Neben echter **Gewaltandrohung** kommen vielfältige Aktivitäten zum Einsatz: So werden z. B. unwahre Tatsachen verbreitet oder es werden sinnlose Arbeitsaufgaben zugewiesen. Bewusst wird eine **soziale Isolation** aufgebaut, um die Einzelperson zur Kündigung zu bringen.

»**Bossing**« bezeichnet das Phänomen, wenn die oben beschriebenen Mobbingaktionen vom Vorgesetzten initiiert werden. Täter, die vermeintlichen Verursacher des Mobbing, und die Zielpersonen als Opfer sind in allen Arbeitsbereichen und Hierarchieebenen zu finden. Manchmal stellt sich bei Teamcoachings und Supervisionen allerdings heraus, dass sich nicht immer eine Trennlinie zwischen verursachendem Täter und passivem Opfer ziehen lässt.

Gerade bei **Fusionen, Kooperationen** und **Umstrukturierungen** ändern sich Teamstrukturen (▶ Top im Job: Einfach ein gutes Team). Einzelne Teammitglieder wittern Aufstiegschancen und versuchen durch Verbündete Fakten zu schaffen. Anlass einer persönlichen Feindschaft wird auch in der Andersartigkeit des Opfers (Nationalität, Geschlecht,

Religion, sexuelle Orientierung) gesehen. Die Opfer leiden unter einer Reduktion des Selbstwertgefühls mit vielfältigen somatischen und psychosomatischen Erkrankungen. Während früher manche Vorgesetzte dem »Treiben« nur selten ein Ende gemacht haben – nach der Devise: »*Die sollen das unter sich ausmachen.*«, kam es in den letzten Jahren vermehrt zu **Schadensersatzprozessen** vor Gericht. Allein schon aufgrund der finanziellen Auswirkungen sollte ein Arbeitgeber tunlichst alle Möglichkeiten einsetzen, um Mobbing in seinem Haus zu unterbinden und diesem vorzubeugen. Er steht in der Pflicht seine Angestellten vor psychischen Belastungen zu bewahren. Er hat das Persönlichkeitsrecht, die Gesundheit und die Ehre des Arbeitnehmers zu schützen. Einzelne Mobbinghandlungen sind strafbar und können zur **Anzeige** gebracht werden.

Mobbing-Prävention

- Je länger einem Ausgrenzungsprozess tatenlos zugesehen wird, umso negativer und teurer sind die Folgen
- Ein Vorgesetzter ist Vorbild im Umgang mit Konflikten
- Signale für Missstimmungen werden wahrgenommen und geklärt
- Klare Zuständigkeiten sind geschaffen
- Mitarbeiter werden aufgefordert sich an Entscheidungsprozessen zu beteiligen
- Betroffene sollten sich eine Vertrauensperson als Ratgeber/ Zeugen suchen und frühzeitig den Vorgesetzen einschalten

Innere Kündigung

Bei der **inneren Kündigung** identifizieren sich die Angestellten mehr mit ihren Kollegen und den Aktivitäten des Privatlebens als mit ihrem Unternehmen. Sie absolvieren ihren Dienst nach Vorschrift und arbeiten auf Sparflamme. Jede Arbeitsunterbrechung und Pause wird willkommen geheißen und gelten bei Betroffenen als die eigentlichen Highlights der Tagesroutine. Die Mitarbeiter haben oftmals **kein Interesse** mehr an Auseinandersetzungen. Ein klassisches Kennzeichen ist bei Diskussionen die pauschale Zustimmung zur Meinung des Vorgesetzten, obwohl der Betroffene es besser weiß. Er vermeidet jegliche Auseinandersetzung und Zitat: »*verschwendet*« seine Energie nicht mehr in berufliche Aktivitäten. Anstatt derartige Verhaltensänderungen ihrer Mitarbeiter als Warnsignal zu erkennen, glauben manche Führungskräfte, ihnen sei es gelungen die kritischen Mitarbeiter endlich »zur Räson« zu bringen. Häufig geht einer endgültigen Kündigung seitens des Angestellten immer erst eine innere Kündigung voraus. Darum wird es **für Arbeitgeber teuer**, wenn sie diesem Phänomen nicht entgegentreten.

Arrogante Botschaften und Korruptionsskandale von Klinikmanagern oder Praxisinhabern haben in manchen Einrichtungen das Verhältnis der Angestellten mit der Unternehmensleitung gestört.

Vielfältige Ursachen führten zur inneren Kündigung:

- fehlende Identifizierung der Mitarbeiter mit dem Arbeitgeber,
- eine Kultur des Misstrauens,
- hohe Kontrolle,
- Hierarchie und Statusdenken,
- fehlende Vision,
- kaum Entscheidungskompetenz des Angestellten,
- unethische Werteentscheidungen: z. B. Der Träger präsentiert sich in der Öffentlichkeit angeblich als »sozial« – die eigenen Mitarbeitern erleben den Arbeitgeber aber als »ungerecht« sowie
- starre Organisationsstrukturen.

Doch Mitarbeiter sind nicht nur schwach und abhängig beschäftigt. Manchmal **revanchieren sie sich** in Form der inneren Kündigung. Allein durch **höhere Fehlzeiten** entstehen Firmen in Deutschland Kosten in Höhe von mehreren Milliarden Euro jährlich. Dazu zählen Einbußen durch negative Mundpropaganda, durch schlechte Behandlungs- und Pflegequalität, durch unnötig hohe Fluktuation der Belegschaft und Innovationsfeindlichkeit. Das Marktforschungsinstitut Gallup schätzt, dass sich so die Verluste auf bis zu 109 Milliarden Euro pro Jahr summieren [71].

Manche Geschäftsführer sehen entgegen der Aussagen auf ihrer Homepage den einzelnen Mitarbeiter nicht als wertvollste Ressource sondern lediglich als **Kostenfaktor**. Und damit sich für das Unternehmen die »Kosten rechnen«, wird aus den Beschäftigten herausgeholt, was geht. Dieses **kurzfristige Denken wird langfristig teuer**. Denn Ziel kann nur sein, dass beide, Unternehmen und die Mitarbeiter, gesund sind, damit Wertschöpfung und Profitabilität wachsen. Dieses Thema betrifft stark das Grundverständnis eines Unternehmens: die **Unternehmenskultur**. Hier ist ein neuer strategischer Umgang mit Arbeitsüberlastung notwendig. Und das sollte Chefsache sein. Als Grundgedanke bietet sich die Überlegung an: Wie setze ich meine Mitarbeiter entsprechend ihrer Fähigkeiten optimal ein?

Mitarbeiter die vom Phänomen der inneren Kündigung betroffen sind »revanchieren« sich oft auch auf anderen Wegen bei ihrem (noch) Arbeitgeber. Sie **stehlen** z. B. Kopierpapier, teure medizinische Scheren, Stifte usw. oder praktizieren **»Whistleblowing«** (engl. »Signal geben«), indem sie z. B. Verstöße gegen Arbeitszeitgesetze anonym an Gewerbeaufsichtsämter melden. Dieses auf Deutsch »Verpfeifen« schädigt u. U. natürlich auch den Verursacher. Nicht nur, weil er bei Entdeckung möglicherweise seinen Job verliert, sondern auch weil dem Arbeitgeber dann so harte Konsequenzen ins Haus stehen, dass ggf. die finanzielle Weiterexistenz, und damit auch der Arbeitsplatz der »Petze« auf der Kippe stehen [43].

Horizontale Feindseligkeit

Berufsangehörige, die selbst kaum Autonomie erleben und sich an unterster Stelle einer Hierarchie fühlen, machen sich oft untereinander, also **auf gleicher Ebene, das Leben schwer**. Dieses Phänomen wird als horizontale Feindseligkeit beschrieben [3]. Gerade dann, wenn sich Teammitglieder **machtlos** fühlen, üben sie Druck auf andere aus. Davon betroffen sind häufig Neulinge (Schüler, Praktikanten, neue Mitarbeiter) aber auch Vorgesetzte. Mitarbeiter auf gleicher Befugnisebene reagieren dabei untereinander aggressiv, indem sie **herabwürdigen, kontrollieren, tratschen, sticheln**, hinter dem Rücken das Gesicht verziehen und abwerten. Eine australische Studie [27] kam zu dem Ergebnis, dass 34% der Pflegekräfte, die solchen Schikanen ausgesetzt waren, mehr als 50 Tage im Jahr aufgrund von Krankheit ausfielen (▶ Kap. 6.4; ▶ Top im Job: Wie bitte?; ▶ Top im Job: Einfach ein gutes Team).

Burnout ist ansteckend

Unentdecktes Burnout führt zur Demotivation und einem »infektiösen« Bumerang-Effekt, der auf das übrige Team überspringen kann. Dabei übernehmen Kollegen ungewollt z. B. die »patientenfeindliche« Haltung. Diese Ansteckungsprozesse verlaufen nach den Regeln der Gruppenpsychologie. Anfangs steht eine Kultur des **Jammern** und Klagens (▶ Kap. 6.4). Man beteuert sich auf der Arbeit gegenseitig, dass alles immer schlimmer werde. Folglich ist das gemeinsame Ausbrennen ein hilfloser Protest, der aber **nicht zielführend** ist, denn dadurch wird der eigene Leidensdruck nur weiter erhöht.

Ein Seminarteilnehmer berichtete von einem Altenheim, in dem durch Burnout von wenigen Pflegenden im Verlauf immer mehr Mitarbeiter angesteckt wurden. Anfangs beschwerten sich Bewohner und Angehörige. Heim- und Pflegedienstleitung reagierten nicht. Die Bewohner wechselten daraufhin selbst in andere Häuser oder ihre Angehörigen sorgten dafür. Der Ruf der Einrichtung verschlechterte sich zur Einrichtung: »...mit den herzlosen Altenpflegerinnen...«. Kurze Zeit später musste das Haus Insolvenz anmelden.

Organisatorisch bedingte Stressoren

Persönliche Faktoren begünstigen eine Neigung zum Burnout. Flott wird dabei mit dem Finger auf Betroffene gezeigt: »*Dieser Mitarbeiter schafft es nicht mehr, sie/er ist zu sensibel für den Berufsalltag*«. Burnout wird von der Leitung gerne individualisiert und als persönliches Problem der Mitarbeiter angesehen. Positiv betrachtet ist Burnout kein Zeichen von Schwäche, sondern von persönlicher Sensitivität und Feinfühligkeit. Die Mitarbeiter nehmen die Problematik am Arbeitsplatz überdeutlich war und versuchen diese zu kompensieren. Wenn die Kompensationsmechanismen ausgereizt sind, erkranken die Betroffenen. Dieses Phänomen wird auch in der Psychologie beschrieben.

So spricht man in der Familientherapie vom Phänomen des **Symptom-
trägers**: Etwas im System ist krank.

Es bestehen lang anhaltende und unausgesprochene Konflikte zwischen den Eltern. Das schwächste Glied, also z. B. die jüngste Tochter,
reagiert auf diese negativen Energien in der Familie so sensibel wie ein
Seismograf und nässt nachts in ihr Bett ein. Am Morgen zeigen alle auf
die Kleine. Psychosomatiker sprechen vom »Weinen mit der Blase«.

Burnout ist meiner Ansicht nach in vielen Fällen nicht primär das Problem des Betroffenen. Stattdessen liegen Ursachen im System der Einrichtung und in der Gesundheitspolitik. Einzelne Stressoren führen
selten zum gänzlichen Abbau von Ressourcen, sondern die Kombination von Belastungen, die subjektive Bewertung und die (noch) zur
Verfügung stehenden Ressourcen entscheiden über die Entwicklung
eines Burnouts. Genau hier ist die Hebelstelle für einen **systemischen
Ansatz**, da es meistens mehrere Ursachen gibt. Die nachfolgenden
Punkte erläutern dieses.

Wie oben bei Teamveränderungen beschrieben, erlebten Mitarbeiter gerade in den vergangenen Jahren eine Fülle von **Umstrukturierungen**. Dabei wurden sie mit Fakten konfrontiert, auf die sie keinen
Einfluss mehr hatten. **Entscheidungen vom grünen Tisch** erfahren die
Betroffenen oftmals als Willkür und verstehen nicht, warum so und
nicht anders entschieden wurde. Trotzdem ist zu bedenken: Ein gesundes Unternehmen muss sich ständig verändern, um erfolgreich auf
dem Markt zu bleiben. »Nichts bleibt wie es ist« – diese Einsicht wird
dem gesamten Team oftmals zu wenig transparent gemacht und mit
nachvollziehbaren Beispielen erklärt.

In einigen Betrieben herrschen Verwaltungszwänge und **büro-
kratische Verordnungsflut** (gestern neu, heute zurückgenommen,
morgen modifiziert usw.), die die Mitarbeiter belasten. Dazu kommt
die wachsende Komplexität und Unüberschaubarkeit der Arbeitsab-
läufe und Zusammenhänge. **Neue Tätigkeiten** sollen bei bestehender
maximaler Auslastung **zusätzlich übernommen** werden, ohne dass
andere Verrichtungen delegiert oder abgegeben werden. Das kann
schief gehen.

Servicekräfte sollten bestehende Pflegeteams entlasten. Mangels praxisnahen Einarbeitungskonzepts und fehlender systematischer Anleitung verschlimmert sich die Situation für alle, obwohl die Idee primär sinnvoll erscheint.

Mangelnde »Mitsprache« führt bei den Mitarbeitern an der Basis zu Ohnmachts- und Stressgefühl. Auch ein angekündigter **Führungswechsel** bewirkt bei Mitarbeitern vielleicht Angst. Nebenbei können sich die sog. kleinen Dinge des Berufsalltags zu echten Stressoren entwickeln:

- **Fehlerhafte Prozessabläufe** (z. B. …der eine macht es so – der andere macht es genau anders…) verunsichern Mitarbeiter.
- Permanente **Arbeitsunterbrechungen** durch Nachfragen und Telefonanrufe verhindern konzentriertes Arbeiten und schwächen die Aufmerksamkeit.
- Negativ entwickeln sich **Unklarheiten in hierarchischen Strukturen** für Mitarbeiter. Stattdessen benötigen sie zu ihrer Orientierung vielmehr klare Entscheidungslinien.
- Je länger man bei einem Arbeitgeber ist, desto eher besteht die Gefahr »**betriebsblind**« zu werden. Dann neigt man dazu bestimmte Probleme über zu bewerten oder zu leugnen. Erfahrungsgemäß wird in solchen Situationen auch die eigene Perspektive niemals in Frage gestellt.

Ökonomische Einstellungen als Stressor

Wenn Arbeitgeber und Gesetzesgeber intern von »ausreichender Pflege« sprechen, darf sich die Mitarbeiterin an der Pflegefront keine »Retterrolle für Jeden« zumuten und versuchen alles und jedes zu kompensieren.

Altenpflegerin Bettina erhält ihren Lohn für 40 Stunden Arbeitszeit in der Woche. Doch die Personalsituation ist angespannt, daher bleibt sie oft länger oder kommt früher zum Dienst. Die geleistete Mehrarbeit

▼

wird nicht dokumentiert. Mittlerweile haben sich in den letzten Monaten mehr als 100 Stunden angesammelt. Als Bettina die Heimleitung bittet, einige Überstunden wegen einer familiären Situation nehmen zu dürfen, verwehrt man es ihr mit den Worten: »*Nein, das hätte vorher angemeldet werden müssen.*«.

Das Beispiel veranschaulicht die Folgen von selbstlosem Retten in Kombination mit einer **Gratifikationskrise**. Es ist auch von einer Führung verantwortungslos, sein Personal an der Front bewusst ins Messer laufen zu lassen und dann mit Parolen, wie: »*Ist die Arbeit zu stark – bist du zu schwach.*«, Mitarbeiter »motivieren« zu wollen. Es scheint in solchen Fällen nur **mehr um Effizienz** – nicht mehr um Menschlichkeit zu gehen [76].

Zeitmangel als Stressor

Laut Bergner ist das Risiko für eine Krankenschwester, an emotionaler Erschöpfung und innerer Lehre zu leiden, fast 2,3fach höher, wenn sie statt 4 nun 8 Patienten zu betreuen hat [6]. Demnach führt die Zuweisung von einem zusätzlichen Patienten je Schwester zur Steigerung der BO-Quote um 23%.

Schicht- und Nachtarbeit belasten stärker als Kernarbeitszeiten. Wenn eine Person im 3-Schichtmodell (Früh-, Spät- und Nachtdienst) tätig ist, verdreifachen sich die Anzahl der Belastungen gegenüber dem Kernarbeitszeitmodell [14].

✅ Praxistipp

Sollte es Angestellte bei Ihnen geben, die gerne im Spätdienst arbeiten oder überwiegend Nachtwache leisten wollen, weil sie dadurch zu Hause ihre Familie besser organisieren könnten, sind Arbeitgeber gut beraten, diese Ressourcen der Mitarbeiter zu integrieren.

Ebenso wirkt sich eine Arbeitszeit auf Abruf (Bereitschaftsdienst) und die damit verbundene geringe Planbarkeit des eigenen Tagesablaufs zusätzlich negativ aus. Bei einer wöchentlichen **Mehrarbeit** von jeweils 5 Stunden über dem 40-Std.-Soll steigt das Burnout-Risiko um bis zu 15% [6].

Machtspiele als Stressor

Extremes **Statusdenken** kann innerhalb einer Einrichtung als Stressor wirken. Manche Berufsgruppen oder Einzelpersonen missachten die Ressourcen des therapeutischen Teams und definieren sich als die »wahren« Chefs.

In einer Arztpraxis mag das noch stimmen, weil der ärztliche Inhaber in der Tat auch der Arbeitgeber ist. Wobei hier freundlich angemerkt werden darf, dass zeitgemäße Arztpraxisleitung ein anderes Führungskonzept beinhaltet: Dabei ist die Teamleitung autark für Entscheidungen bezüglich der medizinischen Fachangestellten zuständig. Aus dem Halbgott in Weiß entwickelte sich ein Ökonom, der durch entsprechende Investitionen in Personalentwicklung langfristig Geld spart und Zufriedenheit in seinem Team erreicht.

Im Klinikalltag ist der Chefarzt schon allein aufgrund des Organigramms sicherlich nicht der Vorgesetzte des Pflegepersonals. Umgekehrt sind »**Machtspielchen**« von Seiten der Pflege gegen den ärztlichen Dienst – und umgekehrt – nicht produktiv. Sie verschlingen eine Menge Energie, die sinnvoll kanalisiert, besser zur Bewältigung eines optimalen Klinikbetriebes eingesetzt werden könnte.

Innerhalb von bestehenden Teams in der Pflege erleben Pflegehelferinnen einen ungerechtfertigten **tiefen Status**. Je mehr Mitgestaltungs- und Entscheidungsmöglichkeiten bestehen, desto geringer werden die äußeren Bedingungen als Stressoren wahrgenommen. Gleichermaßen herrscht ein niedrigerer Status der Altenpflege gegenüber der Gesundheits- und Krankenpflege und wird von Berufsangehörigen teilweise so erlebt [14].

Zu wenig Anerkennung und Erfolge als Stressor

Etliche Mitarbeiter in den Gesundheitsberufen erleben sog. **Gratifikationskrisen**. Diese treten immer dann auf, wenn das geleistete Engagement vom Gegenüber nicht ausreichend anerkannt wird.

Der Praxisinhaber zeigt Desinteresse, wenn seine Mitarbeiter konstruktive Verbesserungsvorschläge zum Praxismanagement vortragen, die Pflegedienstleitung würdigt das permanente Einspringen bei Personalengpässen nicht und der Physiotherapeut ärgert sich über eine Patientin, die seine besonderen Behandlungsbemühungen nicht zu schätzen weiß.

Fehlende Wertschätzung wirkt frustrierend und kann eine weitere Füllmenge für das Burnout-Fass bedeuten. Die gesellschaftliche **Anerkennung** der Pflegeberufe liegt im deutlich positiven Bereich. In den meisten Umfragen von Meinungsforschungsinstituten erlangt die Berufsgruppe der Pflegenden in Bezug auf die gesellschaftliche **Wertschätzung** Spitzenpositionen (▶ Top im Job: Arbeitgeber Patient). Machen sich das die Pflegenden auch bewusst?

Selbst wenn sich die Pflegenden darüber klar sind, ist es problematisch, dass die Gesundheits- und Krankenpflegerinnen als Masse anerkannt wird – nicht aber als Individuum! Ihre persönliche Arbeit bleibt beliebig und selbst Politiker hebeln Schulabschlusszugangsberechtigungen durch neue Gesetzgebungen auf: *»Jeder kann ja pflegen.«*.

Aus- und Weiterbildung bzw. Studium als Stressor

Mehrere Untersuchungen belegen, dass Auszubildende besonderen Stressoren ausgesetzt sind [33]. Dazu zählen:

- die eingeschränkte Autonomie (Pflegeschüler dürfen nur weniges selbst entscheiden),
- die Belastung unter permanenter Beobachtung und Beurteilung zu stehen (fast jeder noch so kleine Praxiseinsatz wird beurteilt),

— der Leistungsdruck (Klausuren und praktische Prüfungen zu bestehen) und

— die in der Entwicklungspsychologie als anspruchsvoll deklarierte Lebensphase des Erwachsenenwerdens (Ablösungsprozesse vom Elternhaus, Übernahme von Selbstverantwortung).

Ähnliche Stressoren können in Rahmen von **Weiterbildung** und **berufsbegleitendem Studium** auftreten. Die **Doppelbelastung**, die verschiedenen Rollen parallel zu den Erfordernissen des Berufs erfüllen zu müssen, kann stark beanspruchen.

Privatleben als Stressor

Gerade Angestellten in Deutschland geht es in Bezug auf Feiertage und Urlaub im Vergleich mit anderen Ländern gut. Mit 6 Wochen Urlaub liegen wir nicht nur in der EU an der Spitze. Auch der Arbeitsrhythmus einer 7-Std.-Arbeitstagewoche mit 11 Tagen Dienst und 3 Tage frei befriedigt in der Regel das Bedürfnis nach Erholung und Auftanken. Doch was tun wir uns manchmal selbst an anstatt diese freien Tage zu nutzen, um die unausgeglichene Balance wieder auszugleichen?

Viele machen **Kurzreisen**: mal eben mit dem Flieger 3 Tage nach Barcelona, oder sie verplanen die gesamten freien Tage für andere **Projekte** (Verein, Familienverpflichtungen usw.). oder gehen weiterer **Nebenbeschäftigungen** nach. Ihre Freizeit ist ursprünglich dafür gedacht, sich neben den notwendigen Familien-, Partner und Freundeskreisaktivitäten auszuspannen und zu erholen.

In späteren Abschnitten werden wir sehen, dass manche Beschäftigung mit Unterhaltungskonsum unser Immunsystem eher auszehrt als auftanken lässt (► Kap. 5.2).

Weitere Stressoren

Interessanterweise stellt die oben genannte Studie [33] auch fest, dass Auszubildende aus einem ländlichen Raum weniger emotionale Erschöpfung erleben als Schüler aus einer Stadt (>50.000 Einwohner).

Eine weitere Studie [30] belegt die **Beschäftigungsdauer** als einen Indikator. Ein hohes Risiko besteht demnach bei langjährigen Angestelltenverhältnissen beim gleichen Arbeitgeber. Je länger Mitarbeiter im gleichen Umfeld tätig sind, desto mehr entwickeln sich »**Betriebsblindheit**« und desto weniger stellen diese Abläufe und andere Routinen in Frage.

Mannigfaltige Einflussfaktoren **können** negativ wirken:
- fehlende Hilfsmittel (z. B. höhenverstellbare Betten),
- umständlicher Support (praxisferne EDV-Programme),
- ständige Unterbrechungen oder Störungen des Arbeitsablaufs,
- verschärfte Akkordbedingungen durch Personalausfälle,
- langandauernde Nüchternheit (erste Frühstückspause 5 Std. nach dem morgendlichen Aufstehen), unzureichendes Trinken,
- fehlerhafte Prozessabläufe (ständiges Kompensieren, wenn andere Berufsgruppen z. B. Röntgenaufnahmen »verschlampen«),
- Arbeitsplatzunsicherheit usw.

Diese Einflussfaktoren **müssen** aber nicht negativ wirken! Die meisten dieser Herausforderungen lassen sich durch Änderungsmöglichkeiten abstellen oder zumindest verbessern.

1.4 Und wie steht es um Sie?

Burnout-Selbsttest

Wenn Sie erfahren möchten, ob Sie persönlich von Burnout betroffen sind, haben Sie die Möglichkeit an dieser Stelle einen Test zu absolvieren. Aber Vorsicht: Je mehr Sie im Buch weiter lesen – desto mehr Wissen erlangen Sie, welches wiederum Ihre Testergebnisse verfälscht.

Wir werden in späteren Kapiteln noch sehen, dass umfangreiche
Kenntnisse zu Burnout das Risiko einer Erkrankung reduziert. Und
was bringt Ihnen schon ein unrichtiges Ergebnis? Wenn Sie also etwas
zu Ihrem Risiko erfahren möchten, dann jetzt (▶ Burnout-Selbsttest).

😊 Burnout-Selbsttest

Nehmen Sie sich etwas Zeit und bestätigen Sie nachfolgende
Aussagen mit »Ja« bzw. verneinen Sie diese mit »Nein.

1. Mein Beruf und meine Arbeit ist für mich der bedeutsamste
   Lebensinhalt.
2. Ich möchte mit meiner beruflichen Karriere weiter kommen
   als die meisten meiner Freunde/Kollegen.
3. Wenn es notwendig ist, arbeite ich bis zur Erschöpfung.
4. Was ich auch tue, muss perfekt sein.
5. Bei Arbeitsende kann ich problemlos abschalten.
6. Wenn der Erfolg ausbleibt, gebe ich schnell auf und ärgere
   mich.
7. Schwierigkeiten sehe ich als persönliche Herausforderung
   zur Überwindung.
8. Ich lasse mich so schnell nicht aus der Ruhe bringen.
9. Meine Arbeit macht mir keinen Spaß mehr.
10. Meine bisherige Berufstätigkeit ist rückblickend gesehen
    geglückt.
11. Wenn ich mein bisheriges Leben betrachte, bin ich im
    Großen und Ganzen glücklich und befriedigt.
12. Oft fühle ich mich gereizt und aggressiv.
13. Meine Partner/Familie/Freunde zeigen Verständnis für
    meine berufliche Situation.
14. Ich kann mich nicht mehr erholen.
15. Ich brauche Anerkennung und Lob von Vorgesetzten,
    Kollegen und Patienten.

▼

Dieser Test lehnt sich an den wissenschaftlichen AVEM-Test zur Bestimmung des Burnout-Risikos an [66]. Manchmal finden sich im Internet teilweise kostenlose AVEM-Online-Tests, die Ihnen konkrete Aussage zu Ihrem persönlichen Burnout-Risiko geben.

Auswertung

Insbesondere »Ja-Antworten« bei den Fragen 1, 2, 3, 4, 6, 9, 12, 14, 15 deuten auf ein höheres Burnout-Risiko hin. »Ja-Antworten« bei den Fragen: 5, 7, 8, 10, 11, 13 lassen gesunde Widerstandskräfte und damit ein geringeres Burnout-Risiko vermuten.

Burnout-Symptome

Menschen mit einem Burnout verhalten sich über lange Zeit hinweg kaum auffällig. Durch die **schleichende Entwicklung** bleibt Burnout zunächst unentdeckt. Im fortgeschrittenen Stadium entwickeln sich schädigende Auswirkungen für den Betroffenen, sein privates Umfeld aber auch für den Arbeitgeber. Sie können nicht mehr abschalten, die Reizbarkeit steigert sich und ihre Emotionskontrolle versagt. Typischerweise verleugnen die Betroffenen gut gemeinte Anfragen von Kollegen wie etwa: »*Hast Du keine Angst vor dem Ausbrennen?*«. Die Betroffenen möchten sich kein Versagen eingestehen – obwohl es ein Zeichen von Klugheit wäre, weil dann die Veränderung der Situation höchste Priorität bekommen würde.

Burnout-Phasen

Sie wachen nicht morgens auf und leiden an Burnout. »Ausbrennen«
ist ein Prozess, der sich schrittweise vollzieht. Man unterscheidet die
Stadien anhand eines 7-Phasen-Modells des Verlaufs:

1. Starke wirklichkeitsferne Begeisterung,
2. Distanzierung,
3. Emotionalisierung und Stimmungslabilität,
4. Zersetzung der Ressourcen,
5. Teilnahmslosigkeit,
6. Depersonalisierung,
7. Versagen des Lebenswillen oder der Organe.

Auch hier bietet sich ein Selbstcheck an (▶ Selbstcheck). Dokumentieren Sie das Datum des Selbstchecks. Nehmen Sie einen Textmarker und
markieren beim Lesen die Symptome, die Sie in der letzten Zeit erlebt
haben. Damit markieren Sie den Status quo und können in einigen
Wochen/Monaten rückblickend abschätzen, ob und wie sich Ihre Belastungen geändert haben.

 **Selbstcheck anhand des 7-Phasen-Modells
des Burnouts**

Datum:
Farbliche Markierung von bislang erlebten Situationen
1. Starke wirklichkeitsferne Begeisterung
Der Beginn wirkt für die Umwelt erst einmal positiv: Betroffene
gelten meist als zupackend, ideenreich, ehrgeizig und engagiert. Sie leisten freiwillig Mehrarbeit und erleben dabei Hoch-
gefühle. Zugleich werden die eigenen Bedürfnisse verleugnet.
Erschöpfung und Müdigkeit »dürfen« nicht wahrgenommen
werden. Der Betroffene will anderen zeigen, wie gut er ist und
wie wenig er Urlaub und Erholung benötigt. Flammende Be-
▼

geisterung für die Arbeit paart sich mit der Täuschung selbst unentbehrlich zu sein.

2. Distanzierung

Nachdem »Sich-beweisen-müssen« verändert sich die vormals positive Einstellung zu Ernüchterung und Widerwillen. Ohne rechte Freude wird die Dienstzeit abgearbeitet. Hin und wieder kommt ein Gefühl auf, dass man sich das Leben so nicht vorgestellt hat. Zentrales Symptom: Die Unzufriedenheit, kombiniert mit Hyperaktitvität. Langsam steigern sich Fehlzeiten und Arbeitspausen werden verlängert. Entscheidender für den Betroffenen wird neben der Pause das Sehnen nach dem Feierabend. Im beruflichen Umfeld verflachen die Emotionen zu Patienten und Kollegenteam. Eine zynische Haltung tritt zum Vorschein, die manchmal absichtlich und bewusst die Wertvorstellungen von Anderen missachtet oder herabsetzt.

3. Emotionalisierung und Stimmungslabilität

Die eigenen Bedürfnisse nach Ernährung, Schlaf, Erholung werden vernachlässigt und die Selbstaufmerksamkeit reduziert sich. Betroffene erscheinen aggressiv und reizbar, wirken launenhaft und nehmen Schuldzuweisungen vor. Zugleich erleben sie Phasen von andauernder Schwäche, Leere, Angst und depressiver Niedergeschlagenheit. Es können erste psychosomatische Beschwerden auftreten, z. B. eine erhöhte Infektanfälligkeit mit dauerhaften chronischen Erkältungen und Schlafstörungen.

4. Zersetzung der Ressourcen

Das Arbeitspensum, die Merk- und Konzentrationsfähigkeit und die allgemeine Leistungsfähigkeit reduzieren sich kontinuierlich. Das, was dem Betroffenen früher »einfach so von der Hand ging«, benötigt heute ein Vielfaches der Zeit mit hohen Fehler-

▼

quoten. Patienten, Kunden und Kollegen werden pauschal typisiert. Während des Abbaus verleugnen die Betroffenen die auftretenden Probleme und übergehen weiterhin ihre Bedürfnisse. Zudem kann eine verringerte Frustrationstoleranz mit leichter Kränkbarkeit festgestellt werden.

5. Teilnahmslosigkeit
Weiterer Abfall der Emotionen bis hin zur Gefühlskälte. Ebenso reduziert sich das Engagement und Interesse an Freizeitaktivitäten. Freundeskreise und Vereine werden gemieden. Der Betroffene zieht sich auf allen Ebenen zurück. Seine Persönlichkeit verflacht, es ist ihm alles egal. Die Betroffenen wirken seelisch »verhärtet«. Sie kappen Kommunikationskanäle und checken weder E-Mail noch Mailbox. Sie erledigen ihre Handlungen roboterhaft mit gähnender Abgestumpftheit ohne Gefühl.

6. Depersonalisierung
Die Leidtragenden vermeiden Diskussionen und leben in starren Denkkategorien. Sie zeigen einen misstrauischen Widerstand gegen jede Veränderung im Berufsalltag. Die persönliche Ansprache des Patienten reduziert sich auf Standardphrasen und es wird lediglich in Fallkategorien oder Bearbeitungsnummern gedacht. Ironie (gegenteiliges Behaupten) und Sarkasmus (verletzender Spott) treten an die Oberfläche. Sie nehmen ihre eigene Persönlichkeit so zurück, dass ihr Körper völlig ignoriert wird. Kontinuierlich nehmen somatische Symptome mit Schmerzzuständen in ganzer Bandbreite zu. Typische Folgen zeigen sich in: Ohrgeräuschen, Magen-Darm-Störungen, Kopfschmerz und Migräne, Herz-Kreislauf-Erkrankungen, Rückenbeschwerden, sexuellen Problemen, Wahrnehmungsstörungen, »Fress«- oder Hungerattacken und in erhöhtem Alkohol-, Tabletten oder Drogenkonsum.

▼

7. Versagen des Lebenswillen oder der Organe
Schwere Depressionen mit massiven Gefühlen der Sinnlosig-
keit, absoluter Verzweiflung, Minderwertigkeit, Angst und exis-
tenzieller Bedrohung sind möglich. Betroffene sehen keinen
Ausweg. Im fortgesetzten Alkohol-, Drogen- und Tablettenkon-
sum steigert sich ihre Apathie. Impulsive Selbstmordversuche
und selbstverletzendes Verhalten können auftreten. Wird diese
totale Erschöpfung übergangen, können Organe versagen.
Aufgrund dessen kann es zu wochen- und monatelangen Fehlzeiten bis zur Berufsunfähigkeit kommen.

1.5 Burnout-Behandlung

Wie sieht eine Burnout-Behandlung aus? Die Aufzählung zeigt stich-
punktartig eine Auswahl professioneller Strategien:
- Aktivierung und Ausbau der Körperwahrnehmung.
- Pfleglicher Umgang mit eigenem Körper.
- Energiesparprogramme durch Zurückschrauben des Arbeits-
  volumens und der Freizeitverpflichtungen auf normales Maß
  (Work-live-Balance).
- Gesundes Essen und Trinken mit Zeit zum Genießen.
- Reduktion von Idealismus auf realistisches Maß.
- Veränderung der Zeitwahrnehmung durch Achtsamkeit.
- Ausbau der Widerstandsfähigkeit.
- Beruhigung und Steuerung der Gedanken.
- Anwendung professioneller Distanzierungstechniken.
- Lösen von Konflikten mit Teamkollegen oder Vorgesetzten und im
  Privatleben.
- Reduktion des Perfektionismus durch Aufbau des Selbstwertgefühls.
- Anvisieren und Erreichung von Zielen.
- Setzen von Prioritäten durch Zeitmanagement.
- Anwendung weiterer Bewältigungsstrategien (z. B. Krisenpläne).
- Auf- und Ausbau von ausgefüllten sozialen Beziehungen.

Fazit

- Ziel des ersten Kapitels ist es, Ihnen zu verdeutlichen, was Burnout ist, welches die Ursachen und Auslöser eines Burnouts sind.
- Sie haben die Möglichkeit erhalten, Ihre persönliche Burnout-Gefährdung zu überprüfen.
- Zudem werden erste Hinweise auf Lösungsmöglichkeiten gegeben.

Einstellungen und Denken

Burnout-Betroffene berichten, dass der permanente Ärger »ihr Fass« zum Überlaufen gebracht habe. Aber was ist eigentlich Ärger?

Die Ursache, also das Ärgernis, ist zumeist eine spontane Gefühlsreaktion, die sich auf eine konkrete Situation, eine Person oder eine Erinnerung bezieht. Stärkste Form des Ärgers ist die Wut – die Geringste zeigt sich in permanentem Jammern, in Unbehagen oder Missmut. Eigentlich sind diese Gefühle weder gut noch schlecht – aber sie tangieren die Lebensqualität der Betroffenen z. T. erheblich. Daher möchte Ärger vom Betroffenen schnellstmöglich verändert werden.

Der Titel dieses Buches soll die Änderungsbereitschaft des Lesers aktivieren, damit der »Kreislauf des Ärgerns« durchbrochen wird. Erst dann werden Besserungen ermöglicht. Der Leidensdruck hat somit auch etwas Positives und veranlasst den notwendigen Wandel. Denn würde sich dieser Druck nicht langsam aufbauen und verstärken, würden viele Menschen in der ungeliebten Situation verharren.

Welche Möglichkeiten haben Sie, um konkret mit belastenden Situationen fertig zu werden?

Als Angestellter in einem Unternehmen sind Sie nicht der Chef. Auch die permanent sparende Gesundheitspolitik lässt sich nicht so einfach ändern. Aber vielleicht beginnen Sie erst einmal mit einer einfachen Analyse der Dinge, die Sie selbst ändern und die Sie ganz alleine umgestalten können? Untersuchen Sie Ihre persönliche Lage:

- In diesen Situationen kann ich meine Einstellungen und Haltungen einer Sache gegenüber verändern.
  - Unser Gegenüber können wir nicht verändern – aber wir können verändert mit ihm oder ihr umgehen.
  - Wenn ich freundlich zu anderen bin, dann bin ich in diesem Moment auch freundlich zu mir selbst.
  - Dadurch gelingt es mir, meine Gedanken und damit meine Gefühle hilfreich zu steuern: Weg vom hilflosen Jammern, hin zu effektiver Umgestaltung.
- Bedenken Sie aber auch: »Worauf habe ich keinen Einfluss? Und wo würde ich gegen Windmühlen laufen?«

2.1 Entstehen von Überzeugungen und Einstellungen

Je länger wir an Aussagen von Anderen (Eltern, Geschwister, Freunde, Kollegen) glauben, desto eher verteidigen wir diese »eigene« Meinung, obwohl wir sie oft nur aufgeschnappt haben. Manche Dinge oder Glaubenssätze probieren wir immer wieder, bis sich diese in unserem Gehirn fest eingebrannt haben. Unsere »eigenen« Überzeugungen entstehen quasi wie die Aufnahmen durch eine Kamera in unserem Kopf. Alles, was wir damit aufzeichnen, nehmen wir wahr. *»Die Arbeit ist nur noch stressig.«*, *»Alle anderen sind Idioten.«*, *»Ich werde permanent ausgenutzt.«*, *»Das Glas ist halbvoll.«*. Wenn wir das Positive ausblenden, kommt uns die Welt nur negativ und schlecht vor. Am Ende praktizieren und äußern wir, woran wir glauben und begründen es mit den Argumenten, die wir in unserem Kamerasucher hatten [29]. Und im Laufe der Zeit schnappen wir nur noch Begründungen auf, die in unser »festgelegtes Bild« passen.

> Ihre Überzeugungen und Einstellungen verfestigen sich, ob diese »passen« bzw. sinnvoll sind oder nicht. Schnell entwickelt sich aus diesen Gewohnheiten und Überzeugungen Ihr Leben.

So kommt es dazu, dass es Mitmenschen gibt, die Ihr Leben grundsätzlich locker, interessant und herausfordernd erleben – und Andere denken dauerhaft in ausgeprägten Stresskategorien, sehen alles negativ und fühlen sich von Jedem ausgenutzt und gemobbt.

2.2 Stress haftet niemals einer Situation an!

Das ist eine gewagte Aussage – ich weiß – aber überlegen Sie bitte einmal: Für die Pflegerin auf einer Normalstation erweist sich die Intubation eines Patienten möglicherweise als Stress – weil es für sie ungewohnt ist. Für eine Anästhesiefachkraft gehört diese Maßnahme zum immer wiederkehrenden Tagesgeschäft. Für eine Mitarbeiterin einer radiologischen Praxis sind 100 Patienten am Tag unterer Durchschnitt – für die Kollegin in einer Hausarztpraxis der absolute Horror. Es kommt also immer darauf an, wie der Betroffene seine **Umwelt interpretiert**. Dazu lehrte schon vor knapp 2000 Jahren in der Antike der Philosoph Epiktet:

»Woran die Menschen leiden, sind nicht die Ereignisse, sondern ihre Beurteilungen der Ereignisse.«

Menschen checken unbewusst ab, welche Auswirkung ein äußeres Ereignis auf ihr Wohlbefinden hat. In einer Zirkusvorstellung werden die herein tapsenden Tiger vom Zuschauer durch das Metallgitter zwischen ihm und den Tieren stressfrei erlebt (◘ Abb. 2.1).

Ein einziger freilaufender Tiger zwischen den Stuhlreihen des Publikums würde das Gegenteil bewirken. Merken Sie, erst wenn ein äußeres Ereignis von uns als ablehnend, gefährlich oder negativ erlebt wird, entwickelt sich der Belastungsfaktor zum Stressor.

Stellen Sie sich einmal die nachfolgende Situation vor:

Sie sitzen allein in einem imaginären Stationszimmer mit 5 Telefonen und alle klingeln gleichzeitig. Was geht bei dieser Vorstellung in Ihnen vor? Wie werden Sie reagieren? Manche Mitarbeiter laufen zur Höchstform auf, andere bleiben kühl. Andere reagieren mit Kopf-

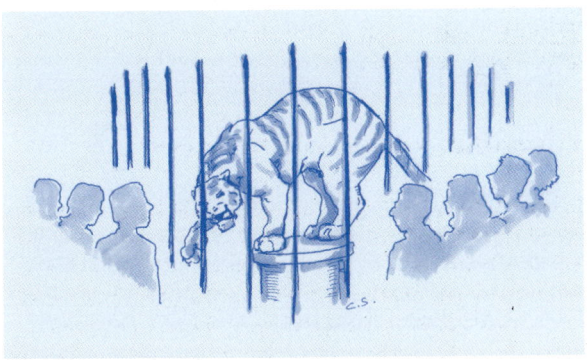

◘ **Abb. 2.1. Raubtierkäfig.** Schutz vor Gefahren

schmerzen und wollen sich davonmachen. Wer ist aber dafür verantwortlich, wie der einzelne Mitarbeiter reagiert? Die Telefone?

Stress wird auf Basis der eigenen Persönlichkeit gebildet und entwickelt sich durch unsere **Bewertung der Dinge**. Stress ist also eine Frage Ihrer Auffassung und Sinngebung. Was Kollegen A belastet oder aufregt, feuert Kollege B an oder lässt Kollege C kalt. Stress ist folglich ein Thema der **Selbstverantwortung.**

Abhilfe und Vorbilder

Sie können gelasseneres Denken lernen. Dazu gibt es einige Ansatzmöglichkeiten. Bauen wir uns dazu einen mentalen (geistigen) Tigerkäfig, der Sie vor den Widrigkeiten Ihres Alltags schützt und die vielfältigen belastenden Stressoren deaktiviert. Nutzen Sie auch **Vorbilder** im Kollegen-, Freundes- oder Familienkreis, die Sie bislang als überwiegend »gelassen« erlebt haben. Wie verhält sich diese Person in ihrem Alltag, insbesondere in Belastungssituationen? Was können Sie davon imitieren?

Ein Mensch, dem Zufriedenheit fehlt, und der innere wie äußere Anerkennung vermisst, ist stark burnoutgefährdet. Wer hingegen Bestätigung und Wertschätzung erhält und zufrieden ist, wird praktisch jede Herausforderung als **Eustress**, also als gewünschten, positiven, als angenehm empfundenen Stress ohne Spätfolgen bezeichnen.

Notwendigkeit von Stress im Leben

Sobald Sie sich für eine Berufstätigkeit entschieden haben, für die Sie ein regelmäßiges Gehalt erhalten, nehmen Sie damit auch die sog. **universellen Probleme** auf sich, die unabhängig vom Arbeitgeber häufig auftreten: Fast alle Chefs machen Führungs- und Motivationsfehler. In jedem Beruf empfinden die Angestellten ständige Unterbrechungen von der Arbeit als Hauptbelastung. Sobald Sie mit anderen Menschen zusammen arbeiten, entstehen immer wieder Reibungen und Enttäuschungen. Überall haben es die meisten Patienten und Kollegen unglaublich eilig, sind unzufrieden und erwarten von Ihnen Perfektion. Es gibt **nirgendwo den perfekten Job**! Daher ist es besser die rastlosen Wechsel, nach dem Motto »Beim nächsten Arbeitgeber wird ALLES besser«, zu sparen [43].

Odysseus, der Held der griechischen Epen, tritt an die Himmelspforte der Götter und findet auf der linken Seite eine große Tonne voller Genuss und auf der rechten Seite eine Tonne angefüllt mit Entbehrung. Derjenige ist der Glücklichste, so sagt die Sage, wem die Götter aus beiden Behältern im gleichen Maße geben. Wem sie ungleich geben, der ist unglücklich, aber am unglücklichsten ist derjenige, der nur aus einer Tonne allein erhält.

Unser Leben ist keine Krankheit – immer wird es Phasen mit weniger Glück geben. Zudem leben wir in einer steinigen Welt, mit einem Boden voller scharfkantiger Glasstückchen und spitzer Kiesel – aber wir können uns Schuhe anziehen [36]. Und je länger man seine Pfade geht, desto weniger Verletzungen treten auf, denn der Pfad wird durch Langmut langsam bequemer. Zudem herrscht im Leben immer eine gewisse Instabilität. Wir brauchen **Stress, damit wir uns entwickeln** – es ist ein Weg zur Selbstentwicklung. Wer kaum in die Sonne geht, bekommt schnell einen Sonnenbrand. Wenn Sie nicht nur die negativen Seiten einer Situation sehen, haben Sie es deutlich einfacher. Solch eine Sichtweise lässt Sie wachsen. Somit können Sie denken:

Probleme sind nicht dazu da, um Sie zu ärgern, sondern um Ihnen Neues beizubringen. Durch die aktive Bewältigung entwickeln sich Probleme zu Investitionen in Ihre persönlichen Kompetenzen.

2.3 Anders Denken

Wie gefällt Ihnen die Vorstellung, wenn Sie alle nachteiligen Ereignisse in Ihrem Leben als einen »persönlichen« Trainer sehen, der mit Ihnen ein besonderes Trainingsziel erreichen möchte? Dabei lautet sein Ziel: Entwicklung von Gelassenheit gegen die **Ungerechtigkeit des Lebens**.

Denn das Leben ist in vielen Situationen ungerecht. Aber so war es schon immer; nicht erst seit Kurzem. Zu allen Zeiten gab es »unmögliche« Patienten, Kollegen und Vorgesetzte. Wo steht geschrieben, dass es dabei immer fair und gerecht zugeht? Fairness und Gerechtigkeit sind oft eine **Frage der Perspektive**. Manche Gerichtsprozesse gehen über 3 Instanzen (Landgericht, Oberlandesgericht, Bundesgerichtshof) und dabei entscheidet jede Instanz anders, obwohl alle drei die gleiche Aufgabe haben: ein gerechtes Urteil zu fällen – auf der Grundlage desselben Gesetzes [44]. Dyer bringt es auf den Punkt [22]:

»Wenn die Welt so eingerichtet wäre, dass alles immer gerecht zugehen müsste, dann könnte kein Lebewesen auch nur einen einzigen Tag überleben. Den Vögeln wäre es nicht mehr erlaubt, Würmer zu fressen.«

Also verzagen Sie nicht und klagen darüber, dass »*Ihre Gerechtigkeit immer gerade mal eine Rauchen ist*«, sondern betrachten Sie Ihre Situation aus einer anderen Perspektive. Schonen Sie Ihre Energie und reduzieren Sie Ihren Ärger. Sie haben die Wahl, worauf Sie Ihre Aufmerksamkeit durch Selbstgespräche lenken: Auf Positives oder Negatives (◻ Tab. 2.1)!

Eine positive Grundhaltung lässt Sie Ihre Umwelt eher positiv erleben und begleitet Sie durch den (Arbeits)tag. Psychologen glaubten früher, dass der Mensch seine Welt möglichst realistisch wahrnehmen solle. Heute besteht die Auffassung, dass die besonders glücklichen und erfolgreichen Menschen ihre Welt **leicht verzerrt positiv** wahrnehmen. Sie richten ihre Aufmerksamkeit auf das Aufbauende.

❯ Der Optimist und der Pessimist leben beide gleichweit von der Realität entfernt. Aber der Optimist hat es leichter.

Verlassen Sie Ihre gewohnten und eingefahrenen Einstellungen und hinterfragen Sie diese. Wie kann man die gleiche Situation anders interpretieren? Dadurch wechseln Sie Ihre Perspektive und entdecken Alternativen. Tipps zum anderen Denken:

— Werde ich morgen, in einer Woche oder in einem Jahr über diese Situation noch immer so denken?

◻ **Tab. 2.1.** Positives oder Negatives

Das ist ein stressiges Problem	Das ist eine spannende Herausforderung
Das ist total schwierig	Das ist anspruchsvoll
Das ist total langweilig	Das ist gleichmäßig fordernd
Probleme blockieren mich	Alle Probleme können gelöst werden
Eigentlich will ich hier gar nicht arbeiten	Ich habe mich bei diesem Arbeitgeber um diese Stelle beworben
Hier in der Chirurgie wimmelt es von Problemen: Unsere Abteilungsleitung ist krank, die Dienstplanung für den Spätdienst ist sehr dünn, ein neuer Schüler muss angeleitet werden…	Heute Mittag werden wir bei der Übergabe gemeinsam den Ablaufplan ändern, dadurch wird das der Spätdienst gut hinbekommen. Der neue Schüler wirkt interessiert und clever
Standardaussagen: »Keine Ahnung«	Ich beherrsche mein Fach und möchte hier gerne etwas bewegen

— Was rate ich jemandem Anderen, damit er mit dieser Sache umgehen kann?
— Wie könnte ein anderer Kollege denken (vielleicht haben Sie ein konkretes Vorbild), den die gleiche Ist-Situation weniger belastet als mich?
— Was könnte dadurch im schlimmsten Fall passieren? Denken Sie zu Ende, was daran so schlimm ist!
— Was wäre noch schlimmer als diese Situation?

Realitätsangemessene Haltungen und Einstellungen

Eine Vorstellung von Arbeit als paradiesischer Zustand, wo jeder mit jedem in Harmonie lebt und die Patienten mit Blumensträußen zur Türe hereinkommen, ist unrealistisch. Natürlich wäre es super, wenn wir im Gesundheitswesen unendlich viel Zeit hätten. Das, was früher möglich gewesen wäre, wird es wahrscheinlich durch derzeitige und wohl auch künftige reduzierte Personalschlüssel nicht mehr geben. Die Kunst ist es heute mit begrenzten Kapazitäten eine gute Qualität für den Patienten, die Einrichtung und sich selbst zu erreichen. Wenn Sie die **Realität** so **akzeptiert** haben und vielleicht auch unbefriedigende Fakten innerlich los lassen, richten Sie ihre Auswahl auf **erfreuliche neue Ziele**. Und bedenken Sie dabei bitte: Alles, was wir erleben – haben andere auch schon erlebt und wahrscheinlich überlebt.

Notwendigkeit von Arbeit

Menschen sind nicht auf Passivität sondern auf Tätigsein und Aktivität ausgerichtet. Aufgaben sollten **herausfordernd** sein und die Fähigkeiten der Mitarbeiter umfassend fordern, damit diese den sogenannten »Flow« und damit eingehende Glücksgefühle erleben können. Csikszentmihalyi [18] konnte nachweisen, dass Erwachsene häufiger bei der Arbeit als in der Freizeit »Flows« erleben. Dieses Fließen zwischen Anspruch und Erfüllung kann als besonders dynamischer Zustand mit einem ganzheitlichen Gefühl bei **völligem Aufgehen in einer Tätigkeit** verstanden werden. Dabei beschäftigen sich Mitarbeiter im »Flow« intensiv mit einer beruflichen Tätigkeit und setzen dabei ihre gesamten Fähigkeiten ein. Es ist für sie wichtig eine Herausforderung zu bestehen, die zwar einen hohen Anspruch hat, aber bewältigt werden kann. Mitarbeiter im Flow berichten, dass sie sich auf diese, häufig ihre »Lieblingstätigkeit«, im Beruf so sehr konzentrieren, dass sie dabei manchmal **die Zeit vergessen** (▶ Kap. 3.2). Wie ist es bei Ihnen? Vielleicht finden Sie heraus, welche »Lieblingstätigkeiten« Sie in Ihrem Beruf haben? Entspricht eine schwierige Herausforderung einem großen Können, so kann dies zu einem völligen Aufgehen in der Aktivität führen.

Trotz allem eine gewisse »Dankbarkeit«

Bei der Anzahl von Millionen Arbeitslosen in unserer Gesellschaft gibt es gewiss viele, die sich eine sichere Festanstellung bei ihrem Arbeitgeber ersehnen. Aber gehen wir noch weiter: Viele hunderttausend Millionen Menschen auf der Erde wünschten sich ein Land, wo sauberes Trinkwasser aus der Leitung kommt, wo kaum Naturkatastrophen stattfinden, wo relativ stabile politische Verhältnisse bestehen und wo – Sie sorgen, dass das so ist! – eine Gesundheitsversorgung funktioniert. Sobald man sich dieses vor Augen führt, verändert sich möglicherweise die bislang **negativ empfundene Subjektivität** der eigenen Belastungssituation ein Stück weit ins Positive und es entwickelt sich eine **Dankbarkeit**, die Gelassenheit wachsen lassen kann. Voraussetzung von Dankbarkeit ist, dass wir diesen »Balsam« nicht verlangen können, aber dennoch erhalten!

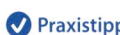 **Praxistipp**

Listen Sie die Ereignisse und die Namen der Menschen auf, die in den vergangenen 4 Wochen auf Sie positiv einwirkten.

2.4   A-B-C-Denker

Gelassenheit ist kein Dauerzustand – sondern ein **schrittweiser Prozess**. Gelassenes Denken lässt sich wie eine neue Fremdsprache oder ein Hobby lernen. Durch fortwährendes Training entwickeln Sie sich auch beim Denken vom Anfänger über den Fortgeschrittenen bis zum Experten. Menschen erleben ihre Gefühle als Folge ihres Denkens. Dazu ein typisches Beispiel des Ärgerns.

»Ich hatte mit Peter den Termin für 14:00 Uhr vereinbart. Jetzt ist es 14:10 Uhr und er ist immer noch nicht hier. Diese Unzuverlässigkeit macht mich wütend.«.

Jedoch hängen unsere Gefühle nicht von den äußeren Ereignissen, also von Peter ab, sondern davon, wie wir diese Umwelteinflüsse **interpretieren und bewerten**. Dazu entwickelte Albert Ellis das Modell des

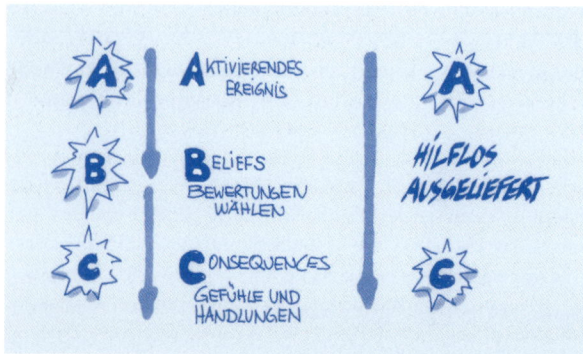

 Abb. 2.2. ABC-**Denktypen.** *links* A-B-C-Denker; *rechts* A-C-Denker

A-B-C-Denkens (Abb. 2.2; [23]). Dabei ist wie im Alphabet die richtige Reihenfolge zu beachten: Nach dem ersten Schritt A kommt der zweite B und diesem folgt der dritte Schritt C.

Alle äußeren Ereignisse **A** (englisch »activity«) werden von uns im zweiten Schritt **B** = (englisch »beliefs«) bewertet. Ein Zirkuszuschauer aus dem Beispiel mit der Raubtiernummer denkt demnach unbewusst: »*Für mich besteht keine Gefahr, denn das Gitter schützt mich vor den Tigern.*«. Genauso gut könnte er aber auch denken: »*Weil die Techniker möglicherweise eine Lücke im Käfig übersehen haben, könnte ich jetzt auch in Panik kommen.*«. Wahrscheinlich entscheiden sich Zuschauer für die erste Version und erleben in Folge dessen die Konsequenzen **C** = (engl. consequence) als eindrucksvolle typisch spannende Zirkusunterhaltung. So verläuft jeder Denkprozess in drei Schritten.

Sobald ich das A-B-C-Denkschema in meinen Seminaren verdeutliche, erhalte ich von den Teilnehmern viel Zustimmung. Einige merken süffisant an – dass es ja eigentlich nichts Besonderes sei – weil man »*immer so*« denken würde. Wenn ich kurze Zeit danach die Trainees bitte, stressige Situationen der letzten Zeit zu benennen, kommen Aussagen, die nicht dem A-B-C- Denken sondern dem A-C-Denken (Abb. 2.2) unterliegen.

A-C-Denker meinen, dass äußere Begebenheiten und Personen bei ihnen sofort Gefühle auslösen würden. Viele sind sich nicht bewusst, dass sie es selbst sind, die an der Stellschraube während des zweiten Prozessschritts B drehen können. B, also Ihre Bewertungen und Überzeugungen entscheiden darüber, was Sie im Ergebnis fühlen werden. Lässt jemand diesen zweiten Denkschritt aus, dann wird derjenige quasi zum **A-C-Denker** und ist allen äußeren Begebenheiten **hilflos ausgesetzt**.

*»Wenn ich diesen Dauerpatienten nur schon sehe, könnte ich ausflippen.«
Oder aber: »Meine Kollegin macht mich: rasend, wütend, depressiv, aggressiv.«*

Die Konstruktion der Wirklichkeit hängt entscheidend von Ihren Bewertungen ab.

Dazu eine kleine Anekdote: Ein Weiser begegnete einem Mann, der ihn fragte: »*Wie sind die Menschen hier in dieser Stadt?*«. Darauf fragte der Weise zurück: »*Wie sind die Menschen in deiner Stadt?*«. Er antwortete: »*Kleinlich, böse und gemein.*«. Daraufhin antwortete der Weise: »*Dann sind die Menschen in dieser Stadt genauso.*«.

Die subjektive Einschätzung hat zentralen Einfluss auf ein Burnout-Geschehen. Ereignisse haben keine festgelegte Bedeutung. Und damit

🔲 **Tab. 2.2.** A-B-C-Denken

Prozess	Beispiel
A	Es ist 14:10 Uhr, Peter ist nicht hier
B	— Peter ist wie immer unzuverlässig — Peter hält die gesellschaftlich akzeptierte »akademische Viertelstunde« ein — 14:00 Uhr war der Vorschlag von mir, der aber nicht von Peter bestätigt wurde
C	— Ich bin wütend und ärgerlich — Ich bleibe gelassen, anstatt zu warten erledige ich andere Sachen — Ich werde zukünftig konkretere Absprachen treffen, die von ihm bestätigt werden

halten **Sie selbst den Schlüssel in der Hand**, ob Sie Stress erleben oder ob nicht (🔲 Tab. 2.2): Weisen Sie den Ereignissen eine weniger belastende Bewertung zu. Fragen Sie sich: »*Müssen Sie sich so fühlen oder wollen Sie sich so fühlen?*«.

Menschen, die trotz Stressoren nicht gestresst sind und gesund bleiben, beurteilen Situationen anders. Sie betrachten **Veränderungen als unvermeidlich** im Leben und eine Chance, selbst daran zu wachsen. Veränderungen werden nicht als Bedrohung gewertet sondern als andauernde **Selbstverständlichkeiten des Lebens**.

Die nachfolgende 🔲 Tab. 2.3 veranschaulicht zusammenfassend typische Beispielaussagen mit den doppelten Wahlmöglichkeiten, die sich im zweiten und wichtigsten Bewertungsschritt »B« anbieten

Sobald Sie sich bewusst machen, welche gelassenere Denkrichtungen der zweite Prozessschritt B bietet, erschließt sich Ihnen eine Fülle von Reaktionsmöglichkeiten.

🔲 **Tab. 2.3.** Beispielaussagen zum Bewertungsschritt »B«

A: Äußeres Ereignis	B: Bewertung	C: Konsequenz
Der Patient jammert und beschwert sich bereits zum dritten Mal.	Dieses macht mich nervös.	Ich reagiere genervt.
	Kranke Patienten sind mein Job,	darum lasse ich mich davon nicht aus der Ruhe bringen und reagiere gelassen.
Wenn ich Person X nur schon sehe,	könnte ich aus der Haut fahren.	Ich reagiere aufgeregt und erlebe Hypertonie.
	lasse ich X so wie er/sie ist	und biete Standardkommunikation an.
Personalausfall im Team.	Ich weiß gar nicht, was ich zuerst machen soll	und reagiere mit nervöser Hektik
	Ich setze professionell andere Prioritäten,	orientiere mich an Krisenplänen (▶ Kap. 6.5) und gebe der Führung ein Feedback.

1. Schritt: Das äußere Ereignis – und Ihre Möglichkeiten

Die Welt ist so wie sie ist. Wir können daran kaum etwas ändern. Wir können nicht die »schwierigen« Patienten, die »unfreundliche« Kollegin, den »launischen« Chef oder die »unzureichende« Gesundheitspolitik ändern. Aber wir können unsere Einstellungen und unser Denken dazu ändern. Zudem haben Sie immer auch die Wahl: Sie können solche Situationen entweder

1. **ändern**,
2. ganz **abwählen** oder diese
3. **lieben** und akzeptieren.

Der wichtigste Bestandteil der Burnout-Prävention ist die Übernahme der **Eigenverantwortung**. Menschen verkennen oft, dass sie enorme Möglichkeiten der Mitgestaltung haben.

Wer regelmäßig darüber stöhnt, dass er an Wochenenden arbeiten muss, sollte vielleicht seine Einstellung gegenüber dem freiwillig gewählten Beruf im Gesundheitswesen prüfen. Sie haben mit wenigen Ausnahmen prinzipiell immer diese Selbstbestimmungsmöglichkeit, müssen sich aber darüber im Klaren sein, dass Sie auch den Preis dafür bezahlen.

An unserem Beispiel einer Kollegin im Pflegedienst, die Wochenenddienste als Belastung empfindet, eröffnen sich mindestens 3 Möglichkeiten:

— **Verändern**
  — Vielleicht handelt sie im Team oder mit ihrem Vorgesetzen besondere Bedingungen für sich aus, damit sie nicht mehr am Wochenende arbeiten muss?
  — Es gibt Kliniken, die so viele Teilzeitkräfte haben, dass einige der Vollkräfte nur noch von Montag bis Freitag arbeiten. Solche Häuser verfügen über genügend Pflegende in Teilzeitanstellung, die aufgrund ihrer familiären Situation hauptsächlich an Wochenenden arbeiten möchten.

▼

- **Verlassen bzw. Abwählen**
  - So hart es klingt: Unsere Kollegin hat die Wahl, die von ihr ge-wählte Situation zu verlassen. Ein Drittel der Burnout-Patienten fällt für sich diese Entscheidung und wechselt die Arbeitsstelle oder den Beruf. Es gibt auch einige Pflegende in der gleichen Klinik, die nie an Wochenenden arbeiten: Pflegeüberleiter, Kollegen in der IBF, in Praxisanleitung, Schule, Pflegedirektion oder in Fachbereichen mit Werktagsbetrieb.
- **Akzeptieren und lieben**
  - Vielleicht gelingt es unserer Kollegin, die Anforderung des Wochenenddienstes zu akzeptieren und in ihren Lebensplan so zu integrieren, dass diese nicht mehr störend sind. Positive Aspekte können wahrgenommen und anerkannt werden: z. B. ganze freie Tage in der Woche, Gehaltszulagen durch Wochenenddienst, ruhigerer Stationsablauf an Samstagen und Sonntagen usw.

Belastungssituationen entzerren sich, sobald Sie sich Ihrer **Wahlmöglich-keiten bewusst** sind und den Preis und das Risiko einer Veränderung oder Kündigung oder des Akzeptierens kennen. Sie übernehmen aktiv Verantwortung für sich. Die Betroffenen im obigen Wochenendbeispiel hatten vorher die freie Berufswahl und haben die Pflege im Kranken-haus als Beruf gewählt. Sie wussten, dass Feiertagsdienste, Schichtbe-trieb, Umgang mit Sterbenden, die steigende Anspruchshaltung der Patienten und Angehörigen usw. mit diesem Berufsbild verbunden sind. Dazu gehören in der Regel auch regelmäßige Wochenenddienste.

Entscheidend ist, ob Sie die Dinge so akzeptieren möchten oder ob Sie sie ändern wollen. Suggerierende Worte wie: »Ich muss!« gleich-bedeutend mit »Ich habe keine Entscheidungsfreiheit!« täuschen Ihre Wahrnehmung. Niemand muss zum Dienst, sondern er hat vorher eine selbständige Entscheidung dafür getroffen. Niemand muss in einer Einrichtung arbeiten, in der moderne Personalentwicklung ein Fremdwort ist. Es ist davon auszugehen, dass Häuser, die schon heute auf eine mitarbeiterorientierte und damit patientenorientierte Philo-sophie setzen, in Zukunft keine Personalrekrutierungsprobleme haben werden. Und natürlich betreffen Ihre Wahlmöglichkeiten auch Ihre derzeitige Berufstätigkeit. Jederzeit können Sie die einmal getroffene Entscheidung wieder abwählen. Darum: Erkennen Sie, was Sie ändern könnten und sollten.

Bei allem, was Sie tun, zahlen Sie einen **Preis**. Die Angst, den Arbeitgeber zu wechseln, weil es beim neuen »Dienstherren« möglicherweise schlimmer sein könnte, wird mit der Unveränderlichkeit der Situation und ggf. einer jahrelangen Frustration bezahlt. Oft ist so ein Preis im Nachhinein höher als das Risiko der beiden Alternativen. Dazu ein Beispiel aus einer Hausarztpraxis.

Arzthelferin Sabine (49) hört fast täglich abfällige Bemerkungen des Praxisinhabers. Permanent kritisiert der Arzt sie: »*Das geht mir zu langsam. Das haben Sie vergessen. Wie oft soll ich das noch sagen?*«. Anerkennung und Lob erfährt Sabine von ihm nie. An den freien Wochenenden dachte sie oft an seine Aussagen und sonntagabends beschlich sie meistens die Wochenenddepression mit unguten Befürchtungen vor der neuen Arbeitswoche. Seit letztem Winter entwickelte sich ein Magengeschwür. Bei einer Biopsie wurden Tumorzellen diagnostiziert. Nach Magenentfernung und Berufsunfähigkeit fragt sie sich, ob es das »Hineinfressen« und Erdulden wert war.

Obwohl wissenschaftlich vieles dafür spricht, dass es die »Krebspersönlichkeit« nicht gibt, sind vielerlei Berichte wie im letzten Beispiel bekannt. Der Glaube an solche Disposition schützt Gesunde vor der Angst selbst zu erkranken und grenzt Menschen mit seelischer Depression aus. Denn diese, z. B. an Krebs Erkrankten, wären aufgrund ihrer beeinträchtigten Persönlichkeit selbst schuld an der Erkrankung [34].

2. Schritt: Bewertungen – und Ihre Möglichkeiten

Doch nicht alles lässt sich ändern. Andere Menschen, Ereignisse, Umstände und gewisse Fakten können Sie selbst nicht ändern – dann müssten Sie zaubern. Aber Sie können Ihre Einstellungen dazu ändern. Darum fragen Sie sich.

✅ **Praxistipp**
- **Betrifft mich oder meine Patienten diese Situation direkt?**
  - Wenn nicht, wenden Sie sich Dingen zu, die Sie selbst betreffen. **Wenn ja,** dann folgen wir der nächsten Frage:
- **Möchte ich an dieser Situation etwas ändern?**
  - Wenn nicht, dann akzeptieren Sie diese wie sie ist. In Folge dessen ärgern Sie sich nicht mehr und wenden sich Dingen zu, die wichtiger sind. **Wenn ja,** gehen wir zur letzten Frage:
- **Kann ich an dieser Situation etwas ändern?**
  - Wenn nicht, bleibt Ihnen leider nichts möglich, als die Umstände so zu akzeptieren wie sie sind. Stoppen Sie den negativen Energiefluss und Ihren Widerstand und machen Sie das Beste daraus. Durch Ihr »Aufbrausen« und »auf die Palme steigen« ändern Sie rein gar nichts. -– Doch, Sie haben etwas zu verlieren: Sie investieren unnötig Ihre Lebensenergie und könnten stattdessen Ihre Zeit besser für Sinnvolleres nutzen.

Vorstellen von alternativen Situationen

Auch hier haben Sie wieder mindestens 3 Möglichkeiten. Überlegen Sie: Was wäre das **Schlimmste** – das wirklich Allerschlimmste, was geschehen könnte? Wie bedeutsam ist dieses Ereignis für Sie heute bzw. in einem Jahr? Lohnt sich das Aufregen? Was haben Sie vom »Verpulvern« Ihrer Energie durch lautstarken oder stillen hineinfressenden Protest?

Mein Chef brüllt cholerisch! Ich sage zu meinem Chef, dass er bitte in einem freundlichen und ruhigen Ton mit mir sprechen möchte. Einerseits, weiß ich, dass er das mit Anderen auch so macht und laut wird – andererseits ist es mein Leben und meine Frustration, die in Folge des Anschreiens entsteht. Also nehme ich allen Mut zusammen und werde es ihm sagen. Was kann schlimmstenfalls passieren? Wird mich der Chef kündigen? Das Risiko ist äußerst gering und in einem solchen Fall sind meine Chancen vor dem Arbeitsgericht vielversprechend. Der

▼

Preis in dieser Situation ist also relativ niedrig – die Chance auf Verbesserung ist hoch.

Nur wenn Sie etwas versuchen zu ändern, liegt die Wahrscheinlichkeit bei mindestens 50%, dass es erfolgreich ist. Versuchen Sie es erst gar nicht – bleibt alles beim Alten und wird festgezurrt.

Typische Antwort des obigen Chefs im Coaching gegenüber mir, als sein Anschreien erstmals thematisiert wurde: »*Das hat mir in den ganzen Jahren noch nie jemand gesagt. Ich dachte, die wüssten mich so zu nehmen und das wäre schon OK?*«.

Mit den anderen macht er es ja auch? Aber auch meine Kollegen haben alle Möglichkeiten für sich selbst Verantwortung zu übernehmen. Denn es gehören bekanntermaßen immer zwei dazu: Einer schreit – und der andere lässt sich anschreien und kontert nicht in der Situation oder später. So kann es noch viele Jahre munter weitergehen.

Möglicherweise ist dieser Chef kurz vor dem Ruhestand. Die Kommunikationsbahnen haben sich in den Jahren so stark eingeschliffen, dass eine Änderung jetzt nur mit größerem Aufwand vorgenommen werden kann. Lohnt sich das für mich noch? Denn jede Kritik und jeder Änderungsversuch kostet meine Energie. Oder schalte ich meinen Schalter um auf Dulden und fahre meine internen Distanzierungstechniken auf? Am Beispiel des cholerischen Chefs denke ich dann gegen 11:00 Uhr am Vormittag: »*Komisch, er hat heute immer noch nicht gebrüllt – stimmt etwas nicht?*«.

Epiktet lehrte dazu: »*Je weniger Sie akzeptieren – desto mehr müssen Sie leiden.*«. Im Gesundheitswesen wird auch zukünftig die Sparschraube angezogen bleiben. Gesundheitsminister brechen ihre Versprechungen, wann immer sie es wollen. Menschen orientieren sich mehr am Geld als an ethischen Grundsätzen. Dem Wetter ist es egal, ob es regnet oder schneit. Nur wir Menschen regen uns über das Wetter auf.

Nachdem Sie sich das »Schlimmste« vorgestellt haben – stellen Sie sich im nächsten Schritt das **Optimalste und Beste** vor. Wie könnte das ablaufen? Stellen Sie sich die ideale Situation mit allen Sinnen vor: Was sehen Sie? Wie hört sich die Szene an? Was fühlen Sie dabei?

Abschließend stellen Sie sich noch die **wahrscheinlichste** aller Möglichkeiten vor, die aufgrund ihrer bisherigen Erfahrungen so passieren könnte. Auch hier stellen Sie sich die zukünftige Situation wieder mit allen Sinnen vor.

Vermutlich wird der cholerische Chef überrascht reagieren. Und diese Überraschung ist ihm auch zuzugestehen. Denn Sie als derjenige, der sich hat anschreien lassen, haben es jahrelang mitgemacht. Wahrscheinlich wird darum ein einmaliges »Stellungbeziehen« nicht ausreichen. Das wäre zu schön um wahr zu sein. Rechnen Sie also mit mehreren Versuchen und stellen Sie sich auf diese von Vornherein mental (geistig) ein.

Weil Sie durch Änderung Ihres Denkens alle 3 Möglichkeiten geistig durchgespielt haben (Was wäre das Schlimmste, Beste, Wahrscheinlichste?), verhalten Sie sich in der tatsächlichen Situation deutlich flexibler und sicherer.

3. Schritt: Konsequenzen (consequences) – und Ihre Möglichkeiten

Durch A-B-C-Denken erhalten Sie die Oberhand über Ihre Gefühle. Andere können nicht mehr so leicht über Sie bestimmen. Auch wenn man Ihnen eine Palme hinhält – sie werden noch lange nicht hinaufsteigen. Sie bestimmen, wie Sie sich fühlen werden. Dazu bieten sich weitere diverse Möglichkeiten.

Selbstverantwortung übernehmen

Vera F. Birkenbihl erwähnt in Ihren Büchern die Fabel vom Adler und vom Frosch. Manche Menschen lassen sich in ihren Verhaltensweisen einem dieser beiden unterschiedlichen Tiere zuordnen. Als Adler entscheide ich mich selbst ob ich mich ärgere. Ich gebe anderen nicht die Macht mich zu ärgern. Frösche quaken: »*Dieser Mensch ärgert mich.*«. Adler dagegen wissen, dass niemand »uns« ärgern kann, wenn wir nicht als »Komplizen« mitspielen wollen.

Ein Frosch übernimmt keine Verantwortung, sondern »verzieht sich« nach dem Laichen seiner Brut und quakt vor sich hin. Ein Adler hingegeben schützt verantwortungsvoll seinen Nachwuchs, leitet ihn individuell an und zieht damit verantwortlich die neue Generation auf. Die Adlerperspektive erlaubt eine Sicht von oben auf die Dinge. Das Blickfeld des Froschs bleibt am Boden und lässt lediglich Ausschnitte der Wirklichkeit möglich werden.

Wenn man einen Frosch in heißes Wasser setzt, springt er sofort wieder heraus [3]. Setzt man ihn hingegen in kaltes Wasser und steigert die Temperatur langsam, tötet das heiße Wasser den Frosch. Er macht keinen Versuch herauszuspringen.

Entdramatisieren

Einige Kollegen im Gesundheitswesen neigen zu Dramatisierungen. Zitat: »*Also, heute Morgen gab's hier, eine Riesenkatastrophe: Die Visite kam 2 Stunden später.*«. Dramatisierende Sprache bewirkt ein **dramatisiertes Denken und ist das Gegenteil von Entspannung!** Sie kennen bestimmt auch Kollegen, die ein ganzes Team mit ihrer Nervosität anstecken. Oder anders ausgedrückt: Das Team lässt sich von solchen Kollegen anstecken. Überlegen Sie, welche Adjektive Sie bevorzugt verwenden:

- fürchterlich, abscheulich, beängstigend, grauenvoll (**dramatisches Denken**) oder
- unerfreulich, traurig, ernüchternd, unangenehm, irritierend (**entspanntes Denken**).

Entdramatisieren Sie Ihre Sprache durch die Verwendung anderer Adjektive!

Die Tatsachen unseres (Berufs)lebens können uns nicht aus dem Gleichgewicht bringen. Sie wählten einen Beruf, der mit anderen Menschen zu tun hat – alternativ hätten Sie damals einen Bürojob ohne Kunden- und Kollegenkontakt ergreifen können. Dies bedeutet für Sie, egal wo Sie arbeiten, **überall wird es »menscheln«**. Es wird Kollegen, Chefs und Teammitglieder geben, die sich nicht fair und optimal verhalten. Zudem wählten Sie sich das Gesundheitswesen aus, d. h. den

Umgang mit kranken Menschen. Diese wiederum verhalten sich u. U. »nicht normal« – damit ist immer zu rechnen. Übrigens war dies auch in der Antike schon so; Epiktet schreibt dazu [26]:

»Bei allem, was dir begegnet frage dich: Was für eine Fähigkeit hast du dem gegenüber?

Siehst du z. B. einen schönen Knaben/Mädchen, so wirst du als Kraft dagegen die Selbstbeherrschung finden. Tritt eine schwere Arbeit an dich heran, so wirst du als Gegenmittel die Ausdauer finden. Wird eine Schmähung auf dich geschleudert, dann wirst du Langmut finden. Wenn du dich an diese Denkweise gewöhnt hast, dann werden Dich die falschen Vorstellungen nicht mehr fortreißen.

Es ist kein Glück, wenn man sich wegen der Verhaltensweisen eines anderen aufregt.

Prüfen Sie vorher, ob sich Ihr geplantes Engagement lohnen könnte. Unterscheiden Sie: Wo rentiert es sich aktiv vorzugehen – und welche Personen oder Verhältnisse können Sie sowieso nicht ändern? Vielleicht freunden Sie sich mit den **passiven – aber viel stressfreieren** Sichtweisen in Sachen Gleichmut, Tolerieren und Erdulden an? Denn nicht alles, was Sie **verstehen**, müssen Sie **akzeptieren**. Im Gegensatz zu Liberalität (Freiheit) bedeutet **Toleranz** ein Erdulden, Erleiden, Ertragen. Viele brüsten sich mit Toleranz, wenn es Ihnen nicht weh tut, aber in solchen Fällen handelt es sich eher um Liberalität als Toleranz. Aber tolerantes Denken lässt sich lernen.

Denn alles, was Sie überstehen, können Sie auch ertragen. Vergeuden Sie bei unumkehrbaren Situationen keine Energie, und verzichten Sie darauf gegen den Strom zu schwimmen und sich an den Gegebenheiten permanent aufzureiben. Damit ist nicht blinde Passivität gemeint!

Sicherlich ist es sinnvoll aktiv gegen Missstände vorzugehen. So hat z. B. berufspolitisches Engagement meist nur langfristig Erfolg. Hier braucht es viele Kollegen, die immer wieder auf Ungerechtigkeiten hinweisen und dieses öffentlich machen. Und nicht zuletzt fordert auch der Titel dieses Buches Sie geradezu auf, Situationen aktiv zu ändern, anstatt sich darüber zu ärgern. Die hohe Kunst ist es zu **unterscheiden**: Dort, wo Sie etwas bewirken können, sollten Sie handeln. Wenn Sie nichts ausrichten können, bleiben Sie gelassen.

❯ **Stressgedanken** bewirken **Tunneldenken** – gelassenes Denken ermöglicht **geistige Freiheit und Flexibilität**.

Vielleicht finden Sie auf diesem Wege Alternativen und neue Ideen um die Situation vor Ort zu verbessern. Es wird immer Vieles geben, was nicht ideal ist – aber regen Sie sich nicht darüber auf. Es ist Ihre Energie, die Sie vergeuden! Denn sobald Sie etwas ablehnen, entstehen interne Spannungen. Je mehr Sie etwas bekämpfen, desto stärker entwickeln sich negative Energien. Typische Selbstgespräche lauten: »*Aber das muss doch gehen.*«. Steuern Sie Ihre Gedanken bewusst und ändern Sie dadurch Ihr Denken (⬛ Tab. 2.4).

Ein entspanntes Denken hat viel mit Toleranz und dem Einräumen von Bedürfnissen bei anderen zu tun. Zudem ist es überall verfügbar und kostet nichts [36]. Sie beenden Ihr **unbewusstes Dramatisieren** meist erst dann, wenn Ihnen selbst Ihre Übertreibungen und Horrorvisionen klar werden. Durch diese Wahrnehmung entsteht häufig das Bedürfnis die bisherigen Verhaltensweisen abzustellen. Sobald Sie erkennen, was Sie denken, haben Sie wiederum die Wahl: Sie können so weiterdenken oder die Denkrichtung ändern.

❯ Überlegen Sie bitte: Sie leiden nie unter der Vergangenheit – sondern darunter, dass Sie Ihre Vergangenheit immer wieder zur Gegenwart werden lassen!

Sobald Sie Stress erleben, **identifizieren** Sie die stressauslösenden Gedanken, **zweifeln** diese an und **ersetzen** sie durch hilfreiche Gedanken. »Denkanfänger« halten meistens jeden ihrer Gedanken für wahr. »Denkkönner« identifizieren diese als Hypothesen.

✔ **Praxistipp**
Zweifeln Sie wie eine gute Pflegewissenschaftlerin zunächst alle Hypothesen als reine Vermutungen an. Welche Gegenannahmen könnte es auch noch geben?

◼ **Tab. 2.4.** Unterschiedliche Denkrillen.

Negative Denkrillen	Positive Denkrillen
Der muss doch einsehen, dass das so nicht geht.	Ich kann niemand ändern.
Nächste Woche muss ich in einer Nachbarabteilung aushelfen.	Zwar ist es nicht das, was ich mir wünsche, aber es geht im Moment auch so.
Schon wieder eine Neuaufnahme.	Es könnte zwar weniger los sein – aber das gehört zum Job.
Patienten bleiben nur noch wenige Tage.	Wäre ich Patient, würde ich auch nicht unnötig lange stationär bleiben wollen.
Die Kollegin mag mich nicht und kündigt mir ihre Freundschaft.	Ich habe bisher schon einiges überstanden und werde auch damit fertig werden.
Mein Problem lässt mich einfach nicht los.	Ich lasse mein Problem los. Vielleicht gibt es eine Lösung vielleicht auch nicht. Es geht auch so.
Wegen meiner Erziehung kann ich nicht.	Jenseits des 21. Lebensjahres treffe ich meine Entscheidungen eigenverantwortlich.
Mist, dieser Fehlschlag hätte mir nicht passieren dürfen.	Wenn ich meine bisherigen Erfolge betrachte, ist dieser eine Misserfolg gut zu verschmerzen und ich bleibe trotzdem gelassen.
Ich muss hier doch eingreifen.	Ich lasse die Welt so sein wie sie ist und betrachte gelassen die Schwächen von Anderen.
Ich muss noch das und das erledigen.	Ich könnte noch das und das erledigen.
Das schaff ich nie.	Ich habe mich gut vorbereitet und werde das schaffen.
Verdammt, Schei..., Mist!	Faszinierend, Spannend, Interessant.

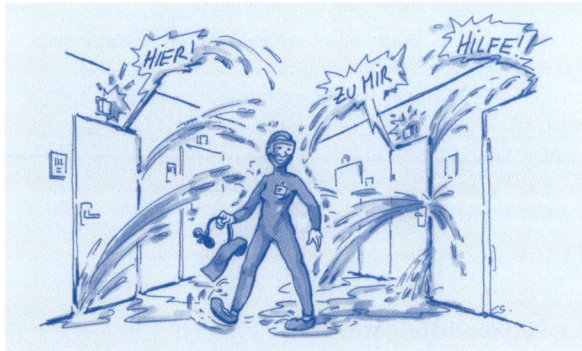

☐ Abb. 2.3. Schutzfaktor des Neoprenanzugs.

Neben dem bereits gebauten mentalen (geistigen) Tigerkäfig schlüpfen
Sie zusätzlich in Ihrem Arbeitsalltag in einen Neoprenanzug. An
diesem »perlen« die schlechten Stimmungen der Anderen sowie die
Hektik und das Chaos ab. Der Neoprenanzug verhindert, dass die
Stressoren in Ihr Innerstes eindringen (☐ Abb. 2.3).

Ob Sie immer die negativen oder positiven Eigenschaften des Vorgesetzten wahrnehmen, ist Ihre **persönliche Entscheidung** und keine
angeborenen Verhaltensweise. Jemand ist selten immer und dauerhaft
schlecht, bösartig oder ungerecht.

Gerade in Situationen höchster Belastung sollten Sie versuchen eine
Haltung des inneren wohlwollenden Beobachtens zu finden. Sie **nehmen
dabei wahr**, was Sie denken und fühlen – und das Wichtigste ist: Sie beurteilen es nicht und identifizieren sich auch nicht mit dem Beobachte-
ten. Somit liegt es also an Ihnen selbst, wie die wahrgenommene Umwelt
interpretiert, bewertet und damit erlebt wird. Sie haben die Wahl:

— Erleben Sie Ihren Berufsalltag als Bedrohung oder **positive Herausforderung**?
— Deuten Sie den Umgang mit einem unzufriedenen Patienten oder
»schwierigen Kollegen« als Problem oder als typische berufliche
Anforderung?

Sie müssen nicht von jedem geliebt werden

Das Bedürfnis, von jedem geliebt und anerkannt zu werden, kostet viel Kraft (▶ Top im Job: Arbeitgeber Patient). Die Angst vor einem möglichen Liebesentzug verleitet Menschen zur Anpassung, auch wenn Sie das eigentlich so gar nicht wollten. Sie müssen nicht von jedem geliebt werden. Es ist wünschenswert, von jedem **respektiert** zu werden. Aber auch darauf haben Sie keinen Einfluss. Geliebt- und respektiert zu werden hat viel mit Selbstliebe zu tun.

> Selbstliebe ist eine Aufgabe, die Burnout verhindert.

2.5 Positive Selbstgespräche

Manche Menschen bezeichnen sich, sobald ihnen irgendetwas misslingt, als Versager. Wer immer wieder »*Niete!*« oder »*Das schaffst du nicht!*« zu sich selbst sagt, wird genau dieses Versagen erleben. Die Psychologie spricht dabei von der **»selbsterfüllenden Prophezeiung«**.

Lenken Sie Ihre Aufmerksamkeit bewusst auf positive und schöne Dinge. Diese werden sich verstärken und ausbreiten.

Aber Achtung: Umgekehrt funktioniert das auch! Bedenken Sie auch bitte die Konsequenzen, wenn Sie pauschal bei allen Missgeschicken die bekannten Schimpfwörter, wie z. B. »*Mist, Verdammt, Schei....!*« verwenden – egal ob laut oder im Selbstgespräch. Wie soll sich ein neuer Tag angenehm entwickeln, wenn Sie schon morgens diese negativ besetzten Begriffe in den Mund bzw. in das Zentrum seines Denkens nehmen. Ändern Sie diese negativ besetzten Begriffe in **alternative positive Powerwörter bzw. –aussagen**, wie z. B. »*Ich schaff das schon.*«, »*Es geht auch anders.*«, »*Was kann ich daraus lernen.*« oder das japanische Wort »**Kaizen**.«, welches für ein ständiges Verbessern steht. Die herabstürzende Infusionsflasche könnte mir in solch einem Falle eher signalisieren, dass ich achtsamer die Aufhängung kontrollieren sollte, denn dann hätte ich wahrscheinlich die Bruchstelle erkannt und ausgetauscht.

Stärken Sie Ihr Selbstwertgefühl durch die nachfolgenden Affirmationen (Selbsthypnose):

✅ **Praxistipp**

- Ich bin offen für Veränderung und für Neues!
- Ich bin bereit mich zu wandeln und zu wachsen!
- Ich bin in Sicherheit, denn mein Lebensplan lenkt mich
  (▶ Top im Job: Und jetzt Sie)!
- Ich freue mich über mein Leben und nehme es so an wie es
  kommt!

Schwarz-Weiß-Denker verwenden meist nur **Extrembegriffe**: Es war: *»furchtbar, entsetzlich, krass, himmlisch, fantastisch oder unglaublich«.* Sie generalisieren damit ihre Wahrnehmung. Hier wäre das bewusste Beobachten der verschiedenen »Grautöne« eine sinnvolle Trainingsaufgabe. Damit lernen Betroffene eine achtsamere Wahrnehmung. Im ▶ Kap. 7.4 wird Ihnen dazu eine Übung zu flexiblen Veränderung Ihrer Wahrnehmungspositionen vorgeschlagen.

Das Gehirn verdrahtet Stimmungen und **Körperbewegungen**. Somit können Sie durch eine bestimmte Körperbewegung Ihre **Stimmung steuern**. Wenn Sie sich stark und selbstbewusst fühlen wollen, dann tun Sie einfach so, als ob. Stellen Sie sich aufrecht hin. Lächeln Sie und strecken Sie die Brust heraus. Lockern Sie Schultern, Stirn und Kiefer. Ihre Stimme kommt dabei klar und deutlich tief aus Ihrem Bauch. Zeitgleich passt sich Ihre Stimmung an und Sie stärken dadurch Ihr Selbstbewusstsein.

Schmelzen Sie durch Small-Talk das Eis zwischen anwesenden Personen und unterstellen Sie den anderen Menschen »**gnadenlos Gutes**«. Dieses optimistische Denken benötigt deutlich weniger Energie als pessimistisches Denken.

Positives Umfeld

Sie sind nicht der »Müllschlucker« von anderen Menschen. Es gibt Mitmenschen, die oftmals eine sehr **negative Ausstrahlung** haben, egozentrisch nur von sich berichten, eigentlich nur jammern ohne Probleme jemals aktiv anzugehen. Thematisieren Sie Ihr Erleben und

Ihre Empfindungen diesen Menschen gegenüber und bitten Sie sie um Änderung. Schlimmstenfalls reduzieren Sie den Kontakt.

Nicht so viel reinpacken

Wenn Sie nach dem Aufwachen Ihre Tagesplanung mental durchgehen, können Sie schon abschätzen, ob es ein stressiger oder ein gelassener Tag wird. Packen Sie nicht so viele Punkte auf Ihre »To-do-Liste«. Denn Sie wissen: »Es kommt meist noch etwas dazwischen«. Der Teufel steckt – wie so oft auch hier – im Detail. Kalkulieren Sie Unvorhergesehenes ein. Sollte einmal Zeit übrig sein, so nutzen Sie diese für positive Aufmerksamkeiten für sich selbst oder Ihre Mitmenschen, Kollegen oder Patienten.

Reagieren Sie nicht auf jeden inneren und äußeren Impuls – **lassen Sie auch Dinge so**, wie sie sind.

Was bringt es Ihnen und Ihren Kollegen, einem Kurzliegerpatienten bei einem stationären Zwei-Tages-Aufenthalt die fehlende Erziehung der letzen Jahrzehnte einzutrichtern.

Dafür werden Sie nicht bezahlt.

Ausführliche Hinweise zum schonenden Umgang mit »unverschämten« Patienten finden Sie ▶ Top im Job: Arbeitgeber Patient.

2.6 Burnout verhindernde Einstellungen

Was schützt Mitarbeiter im Gesundheitswesen vor dem Burnout? Welche Rolle spielt dabei eine professionelle Einstellung und Haltung zur Pflege als Dienstleistungsberuf?

Wir befinden uns auf einer chirurgischen Station mit 40 Betten. Hier arbeitet das Pflegepersonal in zwei festen Schichten. Sowohl zu Team 1 als auch zu Team 2 gehören jeweils 4 Gesundheits- und Krankenpflegerinnen und -pfleger. Die Unterschiede zwischen beiden Teams verdeutlicht die nachfolgende Tabelle (◻ Tab. 2.5; ▶ Top im Job: Einfach ein gutes Team).

◻ Tab. 2.5. Teammerkmale

Team 1	Team 2
Deckt gerade Kalender-Wochenenden ab.	Deckt ungerade Kalender-Wochenenden ab.
Kennzeichen des Teams	
Angst vor Neuem.	Neugierig auf Neues.
Kein berufspolitisches Engagement. Kein Besuch von Fortbildungen. Kein Lesen von Fachzeitschriften.	Mitgliedschaft in Berufsverbänden. Lesen interessiert Fachzeitschriften und aktualisieren ihr Wissen. Nutzen Fortbildungsangebote.
Vermeiden Schüleranleitung.	Leiten gerne Schüler an und genießen Austausch.
Stationsleitung führt keine Zielvereinbarungsgespräche (ZVG).	Durch ZVG werden positive Entwicklungsmöglichkeiten des Mitarbeiters besprochen.
Pausen werden, wenn überhaupt, auf der Station verbracht. Kein Abschalten, zusätzlich Erledigung von privaten Anforderungen in der »Erholungszeit« (Anrufe, SMS, Einkäufe usw.)	Nutzung von Pausen abseits der Station, z. B. Spaziergang im Klinikpark oder das Team nutzt den Personalruheraum um wieder »runter zu kommen«.

Beobachten wir zunächst Team 1:

— **Pfleger A** aus Team 1 leidet unter Burnout und zeigt bereits deutliche Symptome der Depersonalisierung. Er wirkt genervt, fahrig und demotiviert.

— **Pflegerin B** ließ sich von ihm »anstecken« mit der Folge, dass nun beide negativ über Patienten, über die »*nervenden*« Angehörigen, die »*dummen*« Schüler usw. lästern.

— **Pflegerin C** bemerkt selbst nicht mehr, dass sie täglich »*schlecht drauf ist*« und sieht die anhaltenden Highlights ihrer Arbeit im Ende der Übergabe, damit sie so schnell wie möglich die Klinik verlassen kann.

▼

- **Pflegerin D**, die gerade relativ erholt aus ihrem Urlaub zurückgekehrt ist, traut sich gar nicht von den angenehmen Urlaubserlebnissen zu berichten, weil sie befürchtet, mit ihren positiven Aussagen im Team in eine Außenseiterposition zu kommen. Nach wenigen Arbeitstagen wirkt sie ähnlich gefrustet wie ihre Kollegen und klagt über den Pflegeberuf, die PDL und die Klinik.

Beobachten wir nun Team 2:
- Die Pflegenden setzen sich generell zu Dienstbeginn im frisch gelüfteten Stationszimmer bei einer Tasse Tee zusammen und besprechen die Logistik in ihrer Dienstschicht. Dabei lautet die Kernfrage des Briefings »Wer macht was?« Sie wählen Tee als Kaffeealternative, weil er den Pegel an Stresshormonen schneller senkt [53]. Verschärfend kommt an diesem Morgen hinzu, dass Schwester X und Pfleger Y um 6:00 Uhr nicht zum Dienst erscheinen. Anstatt darauf verärgert zu reagieren, orientiert sich Team 2 am vorher mit der Leitung abgesprochenen Krisenplan (► Kap. 6.5). Dadurch verstehen alle das daraus resultierende veränderte Handeln. Sie können es selbst steuern und sehen auch die Sinnhaftigkeit dieser veränderten Vorgehensweise.

Am Ende des Frühdienstes wirken die Mitglieder aus Team 1 erschöpft und ausgelaugt, während Team 2 bei Dienstende motiviert und zufrieden die Station verlässt.

Während im Team 1 allein schon die Ankündigung der PDL, ein neues Pflege-EDV-System einzuführen, zu ablehnenden Reaktionen und Panik führt, reagiert Team 2 mit Gelassenheit. Die Kollegen von Team 2 scheinen eine andere Einstellung zu ihrem Beruf, zu den Patienten und den Berufsanforderungen in der Pflege zu haben. Warum erkranken viele Kollegen aus Team 1 an Burnout? Was hält die Pflegenden im Team 2 gesund?

Eine Station ist nicht von sich aus stressig. Aufgrund der Bedeutung möchte ich noch einmal wiederholen: Stress haftet nicht an Situationen; ansonsten könnte kein Artist am Trapez arbeiten. Für den Künstler ist es eine »selbstverständliche« Arbeit, für die er ausgebildet wurde – für uns als Trapezlaien: Stress. Und in der Pflege? Wurden wir im Bewerberauswahlverfahren und in allen Infoschriften zum Beruf nicht darauf hingewiesen, dass der Pflegealltag auch belastende Seiten hat, dass Patienten nicht immer freundlich sind, dass körperliche und psychische Belastungen (Ekel, Leiden, Tod usw.) auf uns zukommen? Trotzdem (oder gerade deshalb) haben wir uns für diesen Beruf entschieden. Heute gehören Maßnahmen zur Stressprävention zur Pflegegrundausbildung. Mit welcher Einstellung und Haltung lassen sich also diese Belastungen nicht nur bewältigen, sondern ist es möglich zufrieden und motiviert auf der Station arbeiten?

Differenzierter Umgang in schwierigen Situationen

Patient

Herr K. reagiert ungehalten und ist dafür bekannt, den vorher mit ihm vereinbarten Pflegeplan zu missachten. Für **Team 1** ist er der schwierige und aggressive Patient.

Die Professionellen aus **Team 2** kennen die geringe Wahrscheinlichkeit, dass sich Pflegeempfänger konsequent an vereinbarte Ziele halten *z. B. Essgewohnheiten verändern, Rauchen abgewöhnen, Suchterkrankungen bewältigen*. Die Erfolgsquote liegt nicht bei 100%, sondern je nach Thema beispielsweise zwischen 30 und 60%. **Sie »rechnen«** daher mit dem **»eher typischen Patientenverhalten«**, dass er sich nicht an den Pflegeplan hält, und reagieren daraufhin nicht enttäuscht oder ebenfalls »*pampig*«.

Darüber hinaus fragt Herr K. im Verlauf dieses Montags lautstark durch die offene Zimmertüre: »*Wann kommt in diesem Saftladen endlich mal jemand?*«. **Team 2** versteht die Verärgerung des Patienten. Seit dem Vorabend ist er nüchtern. Der für 8:00 Uhr angesetzte Operationstermin wurde stundenweise nach hinten verschoben und jetzt ist es bereits 14:00 Uhr. Die Kollegen aus Team 2 überlegen, wodurch sein Verhalten entsteht und wissen, dass sie selbst gar nicht Verursacher dieses Problems sind. Der verärgerte Patient meint mit seiner Beschwerde berechtigterweise die OP-Logistik der Klinik. Die Mitarbeiter aus Team 2 entwickeln in dieser Situation eine Haltung, die in etwa so beschrieben werden kann: »*Der meint mich mit seinem Ärger gar nicht persönlich, sondern andere Abteilungen unserer Klinik. Meine Dienstkleidung und das Krankenhauslogo auf dem Namensschild schützen mich wie ein Schild vor seiner Verärgerung... Und trotzdem nehme ich seine Beschwerde ernst und reagiere ihm gegenüber wertschätzend professionell.*«.

Personal

Sie kennen das bestimmt: Wenn's kommt – kommt meistens immer alles zusammen. An diesem Montag, wo die beiden Kollegen schon ausgefallen sind, erscheint außerplanmäßig der Oberarzt und möchte sofort Visite machen. **Team 2** informiert ihn, dass diese willkürliche Visitenzeit ungünstig ist, weil die angeforderte Pflegerin derzeit in andere Ablaufprozesse voll integriert ist. Sie bieten dem Mediziner an, etwaige Anordnungen schriftlich zu formulieren und zunächst alleine durch die Zimmer zu gehen. Im Nachgang könnte eine Pflegefachkraft mit ihm gemeinsam seine schriftlichen Anordnungen sichten und abgleichen.

Der Arzt besteht auf persönliche Visitenbegleitung. Daraufhin wird er von Team 2 auf die Folgen seines Handelns hingewiesen:

- Durch seine willkürliche und außerplanmäßige Personalbeanspruchung an diesem Tag würde ein zusätzlicher Krisenplan Y in Kraft treten.
- Durch das abgezogene Pflegepersonal können die pflegerelevanten Nebendiagnosen nicht vollständig erfasst werden, oder es entstehen Zusatzkosten (Überstunden).
- Über die Pflegedirektion werden die finanziellen Folgen dieser Ausfälle auf Direktoriumsebene diskutiert werden müssen.

Die Vorgehensweise des Team 2 ist v. a. dann erfolgreich, wenn hausintern eine stimmige Prozesskostenermittlung praktiziert wird.

Dadurch lässt sich zusätzlich auch anschaulich aufzeigen, dass ausgebildete Pflegende noch viel zu viele (hauswirtschaftliche) Tätigkeiten übernehmen, die von Servicekräften ökonomischer erledigt werden könnten. Ein Einsatz von Servicekräften hätte zur Folge, dass die examinierten Kräfte mehr Zeit für ihre Kernaufgabe – die Pflege – hätten. Dazu ist allerdings von Seiten der Pflegenden Delegieren erforderlich. Sollte das dazu notwendige logistische Wissen und eine Delegationsbereitschaft nicht vorhanden sein, können diese durch den Besuch von entsprechenden Fort- und Weiterbildungen erworben werden.

All das, was für berufliche Situation relativ plausibel erscheint, lässt sich in ähnlicher Weise auch auf Ihr Privatleben übertragen.

Privaten Stress reduzieren

Wenn Ihre Überlegungen beim Lesen immer mehr darauf abzielen, dass Sie Ihren privaten Stress reduzieren sollten, ändern Sie doch Ihre Einstellung! Testen Sie die nachfolgenden Aussagen auf Umsetzungsmöglichkeiten:

- In meiner Freizeit erhole ich mich und tanke mich auf!
- Ich nutze Freizeit für mich. Auch dort lerne ich »Nein« zu sagen.
- Bekannte und Freunde, die mich schon lange auszehren bzw. mit ihren Dauerproblemen immer wieder negativ stimulieren, bitte ich um Änderung ihres Verhaltens. Andernfalls reduziere ich die Dauer des Kontakts.
- Alle nachfolgenden Kapitel werden Ihre Kompetenzen zur Veränderung Ihrer Einstellungen weiter vertiefen.

2.7 Anstoß durch Burnout

Menschen, die einmal von Burnout betroffen waren und die Erkrankung erfolgreich bewältigt haben, sprechen im Nachhinein auch von positiven Aspekten, die sie dadurch erfahren durften. Denn Burnout bedeutet auch die eigene Begrenztheit zu akzeptieren.

Die Erkrankung rüttelt ganz heftig an einer Tür, die verschlossen ist und darauf wartet geöffnet zu werden. An ihr steht vielleicht: »**Eingang**

zum Sinn des eigenen Lebens«. Wer bereit ist, öffnet sie und kann beginnen den Raum zu erkunden und den »**Nutzen**« des eignen Burnout anzunehmen. Es bedeutet das negative Denken aufzugeben und Selbstvorwürfen, der Angst zu versagen, Selbstunsicherheit, Schuldgefühlen und Opferrollen entgegenzutreten. Burnout erfordert die grundsätzlichen Lebens- und Berufseinstellungen zu überprüfen. Das häufig im Vordergrund stehende Materielle sollten Sie nicht mehr so wichtig nehmen. Bedenken Sie doch einmal mehr, was der Sinn Ihres Tuns ist und was die Ursprünge des Gesundheitsberufs waren. Warum Sie diesen Beruf gewählt haben.

Fazit
- Durch Ihre Einstellungen und Überzeugungen wirken Sie direkt auf Ihr Burnout-Risiko ein.
- Ein wichtiger Aspekt ist die Art und Weise Ihres Denkens: Das A-B-C-Denken sollte Ihren persönlichen Fokus darstellen.
- Wichtige Einstellungen, die Burnout verhindern können, werden erörtert.

Widerstandsfähigkeit und Arbeitsorganisation

Am Arbeitsplatz »wimmelt« es nicht nur von potenziellen Stressoren, sondern es finden sich auch **vielfältige Ressourcen**. Berufliche Belastungen können nicht vermieden werden. Wohl aber können Sie lernen, Ihre individuellen Kraftquellen zu entwickeln und **Schutzschilde auszufahren** (◘ Abb. 3.1).

Für viele Mitarbeiter im Gesundheitswesen ist der gewählte Beruf genau der Richtige. Somit hat die berufliche Arbeit einen hohen psychischen und sozialen Nutzen. Die Berufstätigkeit selbst ist eine der wichtigsten externen positiven Einflussfaktoren mit einer gesundheitsstabilisierenden Funktion [41]. Erst wenn die Arbeitsstelle verloren gegangen ist, wird die umfangreiche gesellschaftliche Bedeutung für die Betroffenen klar: Ihre Berufstätigkeit bietet ihnen eine **klare Schichtzugehörigkeit**, damit unterscheiden sie sich von Berufstätigen, die dieser Schicht nicht angehören. Im Gegensatz zu anderen Berufen herrscht

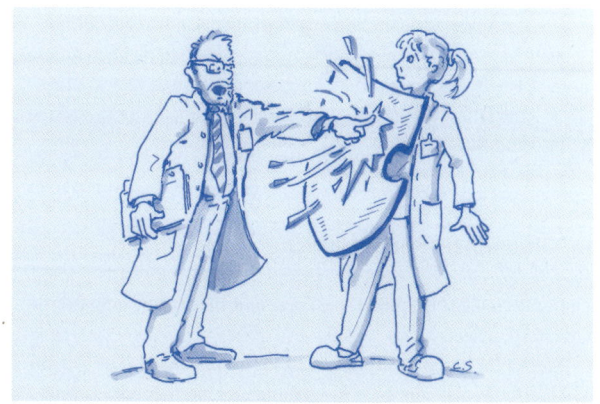

◘ Abb. 3.1. Geistiges Schutzschild schirmt Umweltbelastungen ab.

im Gesundheitswesen eine **ausgeprägte Sinnhaftigkeit**. Patienten zu behandeln, zu untersuchen und pflegen ist etwas originär Sinnvolles.

Hätten Sie keine Arbeit, so hätten Sie streng genommen auch keine Freizeit, keinen Urlaub oder keinen Rentenanspruch. Gerade diese Komponente belastet Langzeitarbeitslose schwer. Ihr Beruf ermöglicht **soziale Beziehungen** zu Kollegen. Durch die tägliche Auseinandersetzung im Teamberuf und den daraus (hoffentlich) bewältigten Konflikten lernen alle Teammitglieder. Diese Zusammenhänge werden leicht unterschlagen und erreichen erst dann die Oberfläche, wenn sich das Arbeitsverhältnis aufgelöst hat.

Der Ort, an dem Sie viele tausend Stunden Ihres Lebens verbringen, sollte aus Ihrer Perspektive so angenehm wie möglich gestaltet sein. Vielleicht stimulieren Sie die nachfolgenden Anregungen dazu, sich Ihren Arbeitsplatz freundlicher zu gestalten [49]?

✅ **Praxistipp**
- Zum Start ihrer Arbeit treffen sich alle Teammitglieder kurz zu einer Tasse Tee im frisch gelüfteten und aufgeräumten Gemeinschaftsraum/Stationszimmer.
- Gestalten Sie Ihr Arbeitsumfeld angenehm: mit Blumen, Bildern und schönen Accessoires. Bedenken Sie, wie viele Stunden Sie dort verbringen. Steigern Sie damit Ihre Lebens-und Arbeitsqualität.
- Alle vorgeschriebenen Arbeitspausen werden nicht im Arbeitsbereich verbracht sondern in gesonderten Räumen (Kantine, Entspannungsraum, draußen oder beim Spaziergang im Park).
- Neue Auszubildende, Praktikanten und Mitarbeiter erhalten eine Grußkarte vom Team.

3.1 Gesundheit, Körper, Immunsystem

Zu Beginn möchte ich Ihnen eine kurze und vielleicht auch ungewöhnliche Frage stellen:

Wer ist Ihr bester Freund? Wer ist Ihr wirklich allerbester Freund und Partner? Ich meine nicht Ihren Beziehungspartner oder Lebensfreundin bzw. Freund. Also wer ist es?

Ich meine Ihren Körper. Er ist zusammen mit Ihrem Denken maßgeblich daran beteiligt, ob es Ihnen gut geht. Nur wenn **der Körper** will, können Sie (gesund) alt werden. Gerade weil Sie im Gesundheitswesen arbeiten, wissen Sie, dass, wenn der Körper seine Funktion einstellt, auch noch so viel Geld nichts mehr nützt. Entwickeln Sie eine neue Art der **Kommunikation mit ihrem Körper**. Akzeptieren Sie ihn. Sprechen Sie mit ihm. Machen Sie Ihren eigenen Check-up und reisen regelmäßig zu Ihren Organen und Körperteilen:

- Was wollen die Ohrgeräusche (Tinnitus) mir sagen?
  - Vielleicht: Ich kann nichts mehr hören?
- Was sagt mir die Wirbelsäule mit Bandscheibenvorfall?
  - Vielleicht: Ich kann den Druck nicht mehr aushalten?
- Worauf weist mir mein hoher Blutdruck und meine Aufregung hin?
  - Vielleicht: Ich habe wegen zuviel Ärger so einen dicken Hals?

Das folgende Beispiel soll unsere Reaktionen auf diese Körpersymptome verdeutlichen:

Ein voll besetzter Airbus wird von Pilot und Kopilot zum Zielflughafen gesteuert. Plötzlich blinkt im Cockpit eine rote Warnleuchte. Der Pilot greift zu dieser kleinen Lampe und dreht diese heraus. Anschließend sagt er zum Kopiloten: »*Wieder alles im Griff – wir können weiterfliegen…!*«.

Wie handeln wir Menschen im Allgemeinen? Wie lassen uns durchblutungsfördernde Infusionen gegen den Tinnitus verabreichen oder die Rückenschmerzen mit Analgetika und Massagen kurzzeitig symptomatisch behandeln oder Antihypertensiva verordnen. In meinen Seminaren animiere ich durch die Entspannungstrance meine Teilnehmer zum Be**Dank**en bei den eigenen Organen. Krankheiten und Beschwerden lassen sich nur heilen, wenn Ihre **Selbstheilungskräfte** mobilisiert sind.

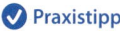 **Praxistipp**
Anregungen zur Selbstheilung und Körperreise »ORGANgeDANKen« finden Sie auf meiner Homepage: www.german-quernheim.de

Vertrauen Sie der Weisheit Ihres Körpers. Schulen Sie Ihre Wahrnehmung und hören Sie auf das kollegiale Flüstern Ihres besten Freundes!

Psychoneuroimmunologie

Negative Gefühle erhöhen das Sterberisiko nach einem überstandenen Herzinfarkt und steigern das Hypertonierisiko. Ebenso haben Pessimisten eine **schlechtere Immunabwehr** als die fröhlichen Menschen. Pessimistische Menschen konnten nach einer Grippeschutzimpfung deutlich weniger Antikörper bilden als die »Frohnaturen«, während die im Speichel gemessenen Werte des Stresshormons Kortisol erhöht sind, welches wiederum die körpereigene Abwehr verschlechtert [65].

Gerade bei Langzeitstress während Arbeit oder Freizeit wird Kortisol von den Nebennieren ausgeschüttet. Es unterdrückt die körpereigene Bildung von anabolen Hormonen, wie z. B. Testosteron. Die Kombination von hohem Kortisol- und niedrigem Testosteronspiegel im Blut wird v. a. bei Menschen mit langfristig hoher Arbeitsbelastung und wenigen Erfolgserlebnissen gemessen [39].

> Es ist Ihr Körper, den Sie unter Umständen auf vielerlei Arten schädigen:
> — Durch **Überlastung** aufgrund permanenter Übernahme von neuen Aufträgen mangels »Nein-Sagens«.
> — Durch **zu starkes Heben und Tragen** – ohne erleichternde Hilfsmittel einzusetzen.
> — Durch Einatmen von **toxischen Gasen** oder **Nikotin**.
> — Durch **Verzicht auf Schutzmaßnahmen**, wie Handschuhe. Flächendesinfektionsmittel werden bekanntermaßen hergestellt, um Mikroorganismen abzutöten. Diese werden über die Haut resorbiert. Bei Mitarbeitern, die keine Handschuhe tragen, sind diese Toxine später im Blut nachweisbar!

Betroffene gestatten sich anfangs kein Kranksein – sondern puschen sich mit Kaffee und Analgetika so auf, dass sie weiterhin auf Hochtouren laufen.

Schlafen

Das Ergebnis des Jahrestreffens der vereinigten Gesellschaften der internationalen Schlafforschung mit 5000 Experten ist eindeutig: **Wer zu wenig schläft, wird krank** [17]. Auch reichhaltiges Essen in den späten Abendstunden stört den Schlaf. Besonders fetthaltiges Essen verkürzt die REM-Phasen. Exzessiver Handygebrauch führt bei Teenagern erwiesenermaßen zu unruhigem Schlaf. Medizinisches Personal mit Schlafmangel sticht sich häufiger an Spritzen. Langfristig drohen schwere Störungen des Herz-Kreislauf-Systems. Kanadische Forscher zeigten in diesem Zusammenhang, dass schon ein **kurzes Nickerchen** während der Nachtschicht die Fehlerrate senken kann. Gerade bei Kernarbeitszeiten (7.30–16.30 Uhr) bietet sich eine **Siesta** an. Unternehmen, die für ihre Mitarbeiter Möglichkeiten (Ruheräume mit Matten oder Liegen) eingeführt haben, **reduzierten** die Kosten der **Fehlzeiten** deutlich und **steigerten Motivation** und **Engagement** der Mitarbeiter nach einer Pause (▸ Kap. 5.2).

Kraftvolle mentale Einstellung und Sport

Orientieren wir uns an erfolgreichen Spitzensportlern und nutzen ebenso wie diese **unsichtbare Rituale**. Bevor Sie also eine anstrengende Situation betreten, gähnen sie dreimal kräftig, dieses entspannt Kiefergelenk und ihre Kaumuskeln und wirkt auf das zentrale Nervensystem regenerierend. Schnappen Sie vor der Tür oder am Fenster frische Luft.

Aussagen von Kollegen wie: »*Ich brauch keinen Sport zu machen, denn mir geht's doch gut.*«, sind trügerisch. Wir merken erst dann pathologische Veränderungen, wenn nur noch 35% der normalen Organfunktion aufrecht erhalten werden. Darum bedeutet »*Mir geht's noch gut.*« kaum etwas.

❯ Ab Ihrem 30. Lebensjahr beträgt der körperliche Abbau 1,5% pro Jahr. Somit hat ein 40-jähriger Mann bereits 3 kg Muskulatur abgebaut. Tun Sie etwas dagegen.

Reagieren Sie sich muskulär ab, egal ob Sie joggen, schwimmen, ein Fitnessstudio besuchen, Radfahren, Yoga oder Mannschaftssport ausüben. Hinterher ist der vorher als belastend erlebte Druck weg! Beim Bewegen wird der vom Gehirn produzierte Botenstoff BDNF (»brain-derived neurotrophic factor«) ausgeschüttet. Dieses scheint die Erklärung zu sein, warum aktive Menschen seltener dement werden und sogar im Alter eine ausgeprägte Auffassungsgabe besitzen.

3.2 Sorgen Sie für Ihr mentales Wohlbefinden

Meditation – Entspannung – Schöpferische Pausen

> Menschen, die unter Burnout leiden, sind unfähig sich zu entspannen.

Sie blenden Möglichkeiten der Erholung oder des Auftankens aus und verschieben angenehme Dinge nach folgender Devise auf später: »*Irgendwann werde ich ausspannen. Meinen Urlaub nehme ich aber erst im nächsten Jahr.*«.

Ist es nicht merkwürdig? Wer nichts tut, wird gesellschaftlich geächtet – wer dagegen täglich 16 Stunden »rackert und ranklotzt«, wird mit Achtung respektiert. Gerade **im Nichtstun liegt Kreativität**. Viele bedeutende Forscher kamen in Zuständen von Bummelei und Muße zu ihren besten Einfällen. Richten Sie an Ihrem Arbeitsplatz irgendwo eine diskrete **Entspannungsnische** ein. Vielleicht eine Oase der Ruhe in einem stillen Raum oder am Ende des Flurs. Hier finden Sie persönlich Gelegenheit zur Besinnung. Manche Mitarbeiter haben sich auf einer Fensterbank einen Entspannungsgarten mit Zaun, Moos, Zwergen angelegt und sammeln sich dort, wenn Sie zur Ruhe kommen wollen [71]. Interessanterweise finden viele Wellnessangebote in totaler Stille und Ruhe statt (◘ Abb. 3.2). Wir zahlen bereitwillig für diese Lautlosigkeit.

Und wie verhalten sich manche Menschen, wenn sie von der unruhigen und hektischen Arbeit nach Hause kommen. Oft wird sofort der Radio-, Fernseher- oder PC-Anschaltknopf betätigt. Die Geräusch-

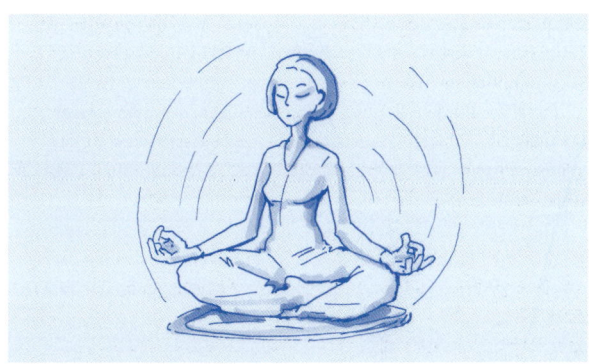

◻ **Abb. 3.2. Gelassenheit durch Yoga.**

kulisse aus banalen Pseudonachrichten, sich permanent wiederholenden Wetter- und Twitterberichten kombiniert mit Werbung lullt den Zuhörer bzw. Zuschauer ein. Der Strom von Informationen überflutet uns. Ständig sind wir am Telefonieren, Simsen, Surfen, Chatten und **überladen unser Gehirn** damit. Es ist nicht erstrebenswert viele Sachen zeitgleich zu erledigen.

❯ Ein Zeitgeist, der Multitasking fordert, missachtet die Erkenntnisse der Hirnphysiologie [52].

Ein Übermaß an Informationen führt zur **(psychischen) Vermüllung**. Die Kapazität des Bewusstseins ist begrenzt. Sie können gleichzeitig nicht auf beliebig viele Dinge Ihre Aufmerksamkeit lenken.

Fast alle, die **Stille** erleben, berichten das diese sie zufrieden und erfüllt werden lässt. Dabei ist es egal, wobei die Stille erlebt wird, ob beim Pilgern, im Kloster auf Zeit, bei Yoga, Zen oder Tai-Chi. Wenn Sie Ihre persönliche Angst vor der Stille durchbrechen und sich auf das Erleben der Stille einlassen, betreten Sie einen Weg, an dessen Ziel Sie Neues und Wertvolles über sich selbst erfahren. Dadurch erkennen manche Menschen klarer, welche Ziele sie in ihrem Leben anvisieren sollten. Während dieser »Meditationserfahrungen« scheint **die Zeit**

still zu stehen und sich unendlich auszudehnen. Je intensiver Sie eine Tätigkeit ausführen, desto weniger wirken Hektik und Zeitdruck – Sie sind mitten im Tun. Auch im Auge des Taifuns herrscht Stille.

Experten aus dem Rettungsdienst bestätigen, dass »langsamer **schneller ist**«. Wenn in Fluchtsituationen jeder Einzelne sein Fluchttempo reduziert, lässt sich eine große Menschenmenge durch Engpässe schleusen [11].

Die nachfolgende kleine Übung lässt sich im Berufs- und Freizeitalltag immer dann anwenden, wenn Sie ungewollt pausieren müssen. Also beim Warten auf den Aufzug oder in der Schlange an der Supermarktkasse.

✅ **Praxistipp**
- Stehen Sie in festem Stand und verlagern Sie Ihr Gewicht auf beide Füße.
- Schließen Sie (wenn möglich) Ihre Augen.
- Kontrollieren Sie, ob Schultern, Stirn, Ihre Kiefergelenke und Ihre Zunge entspannt sind.
- Konzentrieren Sie sich auf Ihren Atem.
- Atmen Sie länger aus als ein – dieses beruhigt Ihre Gedanken.
- Beginnen Sie nun langsam bei jedem Ausatmen rückwärts zu zählen. Beginnen Sie bei 10. Zählen Sie mit jedem Ausatmen eine Zahl im Geiste rückwärts, bis Sie bei 0 angekommen und völlig entspannt sind.
- Fortgeschrittene können später bei 5 oder bei 3 mit dem »Count-down« beginnen.

Termin mit sich selbst

Planen Sie in Ihrem Kalender **feste Termine** mit sich selbst ein. Diese werden im Kalender wie jeder andere wichtige Termin langfristig vorgemerkt. Setzen Sie sich vor den Spiegel und betrachten sich dabei längere Zeit. Sprechen Sie **empathisch und wertschätzend** zu sich selbst! Entspannen Sie bewusst und nehmen anschließend die eigenen Körperregionen verändert wahr. Werden Sie aufmerksam für Alarmsignale Ihres Körpers und Ihrer Seele. Lenken Sie die **innere Achtsamkeit** auf Ihre eigenen Gefühle und verfolgen Sie Gedanken und innere Bilder bewusst.

Zeitempfinden und Achtsamkeit

Mehrere kleine Übungen sollen Ihnen hier neue Erfahrungen in Ihrem Zeiterleben ermöglichen. Nehmen Sie durch eine erste kleine Übung willentlich Einfluss auf Ihr persönliches Zeitempfinden:

✅ **Praxistipp**

Wählen Sie eine Tätigkeit, die Sie alltäglich erledigen, aus und verrichten Sie diese auf ungewöhnliche Art und Weise: Egal, was es ist, Sie führen diese Maßnahme während dieser Erfahrung ganz langsam und bewusst – fast wie im Zeitlupentempo aus. Beobachten Sie Ihre Wahrnehmung. Dehnen Sie den Zeitlupeneffekt noch weiter aus und machen Sie sich dabei bewusst, dass Sie Herrscher über Ihre Zeit sind. Im zweiten Durchgang beschleunigen Sie die Durchführung der Tätigkeit über ein normales Maß hinaus. Anschließend überprüfen Sie, welches Ihr persönliches Wohlfühltempo ist.

Die nächste Übung soll Ihre Achtsamkeit trainieren.

✅ **Praxistipp**

Verzichten Sie auf die Spülmaschine und richten Sie Ihre Aufmerksamkeit auf die Erfahrung des Spülens mit der Hand. Beobachten Sie: Wie glatt oder hart ist das Geschirr? Welche Temperatur hat das Wasser? Wie duftet das Spülmittel? Wieviel Kraft benötige ich mit Lappen oder Bürste, um es zu säubern? Wie fühlt sich der Geschirrlappen an? Wie sehen die Seifenblasen aus? Wie tropft das abgestellte Geschirr? Wie läuft am Ende das Wasser in den Abfluss? Was bleibt im Becken zurück?

Nehmen Sie das Spülen mit all Ihren Sinnesorganen wahr. Sollten Ihre Gedanken währenddessen abschweifen, bringen Sie diese freundlich aber zielstrebig zum Spülen zurück.

Ihre Achtsamkeit können Sie auch in der täglichen beruflichen Arbeit intensivieren. Testen Sie doch einfach einmal, welche Veränderungen Sie durch die nachfolgenden Tipps erleben [62]!

✔ **Praxistipp**

- Atmen Sie tief durch, immer wenn Sie sich hinsetzen.
- Tun Sie dasselbe beim Aufstehen und verlagern Sie Ihre Aufmerksamkeit auf die Füße.
- Halten Sie kurz inne, wenn Sie durch eine Tür gehen. Treten Sie mit dem rechten Fuß ein.
- Versuchen Sie Ihre normale Gehgeschwindigkeit um 15% zu drosseln. Achten Sie auf den Unterschied.
- Versuchen Sie beim Tippen gefühlvoller zu sein. Drücken Sie die PC- oder Telefontasten so, als seien sie aus zartem Glas. Nun gehen Sie wieder zu Ihrem normalen Tippen über. Was ist anders?
- Überlegen Sie sich einen Satz, der Ruhe und Gelassenheit zum Inhalt hat. Sagen Sie diesen Satz beim Gehen im Stillen zu sich. Wenn sich der Satz verändert oder verkürzt, lassen Sie es zu.

Kürzere Pausen helfen also, auf Stress mit Sorgfalt zu reagieren. Wenn Sie Ihr **Arbeitstempo** vom Schritt »Hetzen« aus **herunterdrosseln**, dann arbeiten Sie langfristig nicht langsamer, sondern **effizienter**.

Nicht bewerten, sondern Gedanken beobachten

Das ausschließliche Wahrnehmen der Wirklichkeit, so wie sie ist, hat etwas Wohltuendes und Entspanntes. Die Wirklichkeit ist nicht giftig. Unterlassen Sie das permanente Bewerten in »gut« und »böse«. Diese **Beurteilungen ändern sich** immer wieder. Durch Üben und Trainieren merken Sie, dass nicht Ihre Gedanken mit Ihnen machen, was sie wollen, sondern Sie Ihre Gedanken bestimmen. Somit ist Denken eine Sache der Aufmerksamkeit und der vorsätzlichen Entscheidung [36].

Bei einer Meditation geht es darum, alle Ihre Gedanken kommen und gehen zu lassen, sodass sich ein Zustand von Gelassenheit einstellt.

Dabei geht es um die Befreiung des eigenen Bewusstseins von Gefühlen wie Hass, Neid und Missgunst. So erreichen Sie einen viel realistischeren und weniger ichbezogenen Blick auf die Welt. Dadurch gelingt es Ihnen, anderen leichter zu helfen und sich auf die anderen Menschen einzulassen. Sie werden toleranter!

Es gibt einen Zusammenhang zwischen der Schärfung der Wahrnehmung und der Fähigkeit zur Empathie. Wenn wir lernen uns selber zu beobachten, sehen wir eher, wenn es anderen schlecht geht. Wenn sich Menschen über **kontemplative Verfahren** wie **Meditation** sehr intensiv mit ihren Emotionen auseinandersetzen und diese dabei differenzieren lernen, werden sie auch besser im Entschlüsseln der emotionalen Gestimmtheit ihres Gegenübers [64]. Dadurch gelingt es Meditierenden besser aus Gesichtern zu lesen und exakter zwischen Emotionen zu unterscheiden.

Bei einem aggressiven Menschen wird dann vielleicht zusätzlich erkennbar: Der hat eigentlich Angst und seine Aggressivität ist nur die Folge dieser Angst. Dadurch können Sie nachsichtiger und verständnisvoller sein.

Traumreise

Unterstützen Sie Ihren Ausflug in die Fantasie mit Musik, angenehmen Düften und einem ausgeschalteten Telefon. Informieren Sie diesbezüglich auch Ihr Umfeld. Wählen Sie eine bequeme Position im Liegen oder Sitzen.

✔ Praxistipp

Beobachten Sie den Fluss Ihres Atems ohne dabei einzugreifen und lehnen Sie sich ganz entspannt zurück. Ihre Gedanken werden immer ruhiger, so wie die glatte Oberfläche eines großen Sees. (Kurze Pause). Stellen Sie sich nun einen angenehmen Ort vor. Das kann eine Bergwiese, ein kuscheliges Bett oder jede andere reale Ort aus Ihrer Erfahrung oder Fantasie sein. (Kurze Pause).

Was **hören** Sie, was **sehen** Sie, was **riechen** Sie, was **schmecken** Sie, was **spüren** Sie?

Legen Sie sich in den warmen Sand, laufen Sie barfuß über die Wiese, kuscheln Sie sich in die Hängematte, es ist Ihr Ort und Ihre Traumreise. Genießen Sie diesen kleinen kostenlosen Kurzurlaub. Sie können jederzeit zurückkehren.

Weitere Anregungen und Texte dazu entnehmen Sie bei Bedarf meiner Homepage: www.german-quernheim.de.

Fazit
- Es ist extrem wichtig, dass Sie achtsam mit Ihrem Körper umgehen. Hierzu gehört ein gesunder Lebenswandel ebenso wie ausreichende Bewegung.
- Zur Optimierung Ihres mentalen Wohlbefindens bieten sich Mediation, Traumreisen u. ä. an.

Burnout-Stopp – Fangen Sie bei sich an

Erkennen Sie zunächst **Ihre Stressmuster**. Dazu bearbeiten Sie bitte die nachfolgenden Fragen:

- Wann bemerke ich bei mir ein Tunnel- oder Schwarz-Weiß-Denken?
- Wann erledige ich zu vieles auf einmal?
- Wo drängt mich meine eigene Haltung Dinge eilig zu erledigen?
- Wo in meinem Körper erfühle ich in solchen Situationen Anspannung?
- Wann bemerke ich zu schnelles Sprechen?

Wer etwas ändern möchte in seinem Leben, muss wissen, **was wichtig ist** (▶ Kap. 4.5). Wer etwas ändern möchte, braucht eine **Vision** von seinem künftigen Leben. Wenn Sie nichts verändern und Ihre Einstellungen und Verhaltensweisen so belassen, liegt die Wahrscheinlichkeit, dass sich Ihre Burnout-Risiken verbessern bei 0%! Nur wenn Sie sich fest vornehmen die Ereignisse Ihrer Umgebung anders zu bewerten, Ihre Belastungen zu reduzieren und Ihre Auftankmöglichkeiten und Ressourcen aufzubauen ist eine Aussicht auf Verbesserung in Sicht. Wie wäre es, dafür **neue Ziele anzustreben**?

4.1 Formulieren Sie Ihre Ziele

Möglicherweise finden Sie die für Sie passenden Ziele in der nachfolgenden Aufzählung?

- Ich setze Änderungsstrategien professionell um.
- Ich nehme meine Stärken wahr und formuliere diese deutlich.
- Ich lobe mich selbst. Durch mein Eigenlob werde ich unabhängiger von der Anerkennung durch Andere.
- Wenn Gedanken entstehen, die in der Situation nicht hilfreich sind, unterbreche ich mein destruktives (zerstörerisches) Denken und setze ein mentales Stoppschild.

- Ich beschäftige mich nur mit einer Sache.
- Ich bemerke ohne zu bewerten.
- Ich notiere oder male mein »ABC-Denken« bei immer wieder-
  kehrenden destruktiven Gedanken. Dadurch steigere ich meine
  Selbstbeobachtungsgabe und es gelingt mir meine Emotionen zu
  regulieren. Meine neuen Alternativen bei »B« verhindern ein Ab-
  rutschen in das hilflose »A-C-Denken«.
- Sobald ich Stressmuster erkenne starte ich mein Schutzprogramm
  (▶ Kap. 7.4).

4.2 Wenden Sie sich Ihren eigenen Zielen zu

Jedes Ziel, das Sie erreichen, bietet Ihnen ein **Erfolgserlebnis** und ist
mit Freude verbunden. Entdecken Sie Ihre eigenen Fähigkeiten.
Unglückliche Menschen befassen sich fast nur mit ihren Schwächen,
während die sog. Glücklichen ihre Stärken annehmen und aktiv um-
setzen. Wenn Sie v. a. das tun, was sie lieben und gut können, dann
steht dem (Berufs)erfolg kaum noch etwas im Wege.

> ❯ Wer nicht kann was er will, muss wollen was er kann.

Ihre Lebensziele sollten weniger egoistisch oder materiell sein. Es geht
vielmehr um **Ihre Visionen**. Was wird die Welt durch Ihr Leben am
Ende gehabt haben. Ausführliche Strategien und Handwerksinstru-
mente zum Identifizieren dessen, was Sie zukünftig anstreben könnten
und wie Sie dazu die passenden Ziele erarbeiten, entnehmen Sie bitte
▶ Top im Job: Und jetzt Sie.
   Doch Vorsicht: Typische Risiken von Burnout-Betroffenen sind:
- Sie stecken sich ihre Ziele zu hoch.
- Sie unterschätzen den Zeitbedarf und Aufwand.
- Sie übersehen wahrscheinliche Nebenwirkungen.
- Sie überschätzen ihre Erfolgsaussichten.
- Sie beharren starr und unflexibel auf Durchsetzung ihrer »To-Do-
  Liste«.

Darum sollten Betroffene mindestens »einen Gang runter schalten« und »auf dem Teppich bleiben«. Manchmal sind bei der Lebensplanung Korrekturen notwendig. Flexibilität ist dafür notwendige Voraussetzung. Letztere aber wiederum benötigt als Gegengewicht eine innere Stabilität, z. B. die Verbundenheit zu Kollegen, Partner, Familie oder Freunden.

4.3 Finden Sie die Lösung für Ihre Probleme

Manche Menschen scheinen sich nicht nur Minuten und Stunden, sondern Monate und Jahr(zehnte) über eine einzige Situation zu ärgern. Sie schieben ihre aktuellen Probleme auf die verkorkste Erziehung, die unmöglichen Lehrer, den damaligen Chef usw. und prägen damit ihr derzeitiges Leben negativ.

Wie viel Energie und kostbare Lebenszeit wollen Sie (noch) für dieses Ärgern investieren?

Ist es nicht irgendwann genug? Wenn ja, dann »kündigen« Sie den Gedanken in Ihrem Kopf, die sich negativ eingenistet haben. Egal, ob es sich um **alte Erwartungshaltungen** Ihrer Eltern, Partner oder Freunde handelt. Irgendwann sollte Schluss damit sein. Die meisten Menschen übernehmen ihre **Selbststeuerung** und verabschieden sich mit Mitte bzw. Ende Zwanzig von den mentalen Erwartungen Anderer. Anderen Menschen gelingt es erst mit 40 oder 50 Jahren oder noch später! Sie sind Hausherr Ihres Gehirns und bestimmen, wer dort logiert und wer nicht.

Man kann nicht verhindern, dass die Vögel einem über den Kopf fliegen, aber man kann verhindern, dass sie darin ein Nest bauen. (Chinesische Weisheit)

Wenn etwas Schlimmes geschieht, wie bei Unfällen, Katastrophen oder Fehlern, fragen wir meist nach dem Verantwortlichen. Irgendjemand muss doch Schuld haben. Wer so denkt, befindet sich in der hilflosen und passiven Opferrolle. Krisen und Probleme gehören zum Leben und sind überwindbar.

❯ Konzentrieren Sie sich auf die **Lösungen** statt auf die Probleme!

Wenn Sie noch mehr Zeit vergeuden wollen, beschäftigen Sie sich hingegen mit den Fragen: »*Warum haben Sie das Problem?*« und »*Wer ist schuld daran?*«.

Um zu wirklichen Lösungen zu kommen, identifizieren Sie zunächst die Faktoren, die bei Ihnen Stress auslösen. Danach orientieren Sie sich an den nachfolgenden 6 Schritten:

1. Beschreiben Sie das Problem!
2. Wie stark ist Ihre Motivation zur Zielerreichung?
3. Welche Informationen benötigen Sie für Ihre Planung?
4. Welche Auswahl an Lösungsmöglichkeiten bieten sich an?
5. Welche Hindernisse sind zu erwarten?
6. Starten Sie mit guter Laune und voller Energie!

Welche Maßnahmen können Sie selbst angehen? Welche müssen vom Team oder Chefs gesteuert werden? Klären Sie etwaige unterschiedliche Kompetenzbereiche. Welche Person Ihres Vertrauens kennt Sie wirklich gut? Wen könnten Sie bitten, Ihnen rechtzeitig die gelbe oder rote Karte zu zeigen, wenn diese Person den Eindruck bekommt, Sie befinden sich im Stress. Die Vertrauensperson als Ihr Stressindikator kann möglicherweise rechtzeitig Änderungen anstoßen.

4.4 Akzeptieren Sie »ärgerliche« Veränderungen

Menschen machen Fehler – Sie auch. **Akzeptieren** Sie Ihre eigenen Fehler und die von anderen. Auch das war schon immer so und wird auch so bleiben. Emotionen sind zunächst ein Anzeichen von Engagement. Sie entstehen v. a. dann, wenn jemand von einer Sache begeistert ist und eine Aufgabe ernst nimmt bzw. es ihr wichtig ist. Ärger entsteht immer dann, wenn uns etwas so, wie es ist, nicht passt. Ohne Frage ist das Herausschreien seines Ärgers gegenüber Unbeteiligten falsch. Aber eine Gefühlsunterdrückung ist ähnlich verkehrt. Solch eine Unterdrückung kostet viel Kraft.

Gehen Sie entscheidungsfreudig auf die vom Leben gestellten Aufgaben zu und betrachten Sie die Dinge aus einem realistischen Blickwinkel.

4.5 Verbessern Sie Ihr Zeitmanagement

Der ehemalige amerikanische Präsident Eisenhower entwickelte eine klare und einfache Möglichkeit Wichtiges von Unwichtigem zu unterscheiden. Er schätzte dabei jede seiner Aufgaben in 4 Kategorien ein:

- **Was ist wichtig und dringend?**
  - Diese Aufgaben erledigte er sofort und selbst.
- **Was ist wichtig aber nicht dringend?**
  - Eisenhower verrichtete diese sofort nach den Aufgaben der ersten Kategorie.
- **Welche Aufgaben sind dringend aber nicht wichtig?**
  - Diese wurden von ihm delegiert.
- **Welche sind weder wichtig noch dringend?**
  - Diese warf er in seinen Papierkorb und erledigte sie überhaupt nicht.

Damit war Eisenhower also reine Dringlichkeit egal – er schaute eher auf die Wichtigkeit. Das Setzen von Prioritäten ist die Voraussetzung, um ökonomischer mit Zeit umzugehen (▶ Top im Job: Und jetzt Sie).

Aber was sind die wirklich bedeutenden Dinge im Leben? Als die wichtigsten Qualitäten des Lebens nennt der Psychosomatiker Peseschkian [58]:

- **Körper – Sinne – Gesundheit**
  - Den Körper lustvoll erleben.
- **Leistung – Arbeit**
  - Von seinen Lernmöglichkeiten Gebrauch machen und einsetzen.
- **Sinn – Kultur – Zukunft**
  - Ressourcen nutzen und damit die Zukunft optimal und sinngebend entwerfen.
- **Familie – Kontakte**
  - Soziale Beziehungen aufnehmen, lieben und pflegen.

Diese vier Qualitäten sollten im ausgewogenen Gewicht zueinander stehen.

Wie ausgewogen ist diesbezüglich Ihr Leben?

In Ruhe eins nach dem anderen

Mitarbeiter wünschen sich für einen Beziehungsaufbau zum Patienten **mehr Zeit**. Eine Interviewpartnerin aus der (Alten)pflege stellte fest, dass man es selbst in der Hand habe. Man kann auch eine Beziehung aufbauen, wenn man wenig Zeit hat und häufiger unterbrochen wird. Man muss aber **Ruhe mitbringen** und für sich die Prioritäten richtig setzen [10]:

> Wenn's dann klingelt, dann klingelt's jetzt halt dreimal länger, aber ich spreche jetzt hier meinen Satz noch zu Ende und renn' nicht einfach raus, weil es geklingelt hat.

Es wird aber auch deutlich gesagt, dass häufig gar nicht viel Zeit notwendig ist, sondern nur wenige Minuten für einen Beziehungsaufbau ausreichend sind.

Zeit für sich selbst

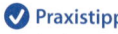 **Praxistipp**

Stehen Sie morgens 15 Minuten früher auf. Das ist Ihre Zeit – nur für Sie. Spüren Sie bei einer Tasse Tee auf Balkon/Terrasse oder in einem ruhigen Zimmer in Ihren Körper und »stimmen« Sie sich auf diesen neuen Tag ein.

Morgendliche »Hetzer« erleben eine völlig neue Lebensqualität, weil sie nun 15 Minuten früher aufstehen, **in Ruhe** ihre Körperpflege vornehmen, sich mit einem Getränk meditativ und achtsam auf den neuen Tag **einstimmen**. So wie sich ein Orchester auf eine neue Partitur einstimmt. Eine Seminarteilnehmerin berichtet, dass Sie bei Wind und Wetter ihren Kaffee morgens auf dem Balkon schweigend trinke. Diese Rituale lässt sie »gestimmter« in den Tag starten.

4.6 Führen Sie ein Tagebuch

Psychotherapeuten empfehlen schon lange das Führen eines Tagebuches. Auch zum Zweck der Burnout-Prophylaxe kann es gute Dienste leisten. Sobald die belastende Situation notiert wurde, ist diese erst mal aus dem Kopf. Richten Sie im Tagebuch Ihre Aufmerksamkeit auch auf Positives. Dabei orientieren Sie sich an den Fragestellungen:

- Womit war ich heute mit mir selbst zufrieden?
- Was schätze ich an mir? (Damit verdeutlichen Sie Ihre inneren Werte.)
- Wodurch erlebte ich Anerkennung?
- Notieren Sie jeden Abend 3 Dinge, die wirklich gut gelaufen sind, für die Sie dankbar sind.

Vermerken Sie, was Mitmenschen oder Kollegen Positives über Sie denken. Fragen Sie: »*Was findest Du gut an mir? Wo liegen meine Fähigkeiten? Möchtest Du auch wissen, was ich an Dir schätze?*« – und schon beginnt eine »Eskalation positiver Rückmeldungen«.

Notieren Sie, was Ihnen **Spaß** macht und planen Sie täglich davon so **viel Erfreuliches** ein, dass Sie abends ihren Tag positiv werten können, z. B. »*Heute habe ich sofort einen Parkplatz gefunden.*« oder »*Meine Übungsanleitungen für den neuen Patienten wurden von ihm direkt verstanden und richtig gut umgesetzt.*« [49].

Negatives Rezept

Beobachten Sie genau, was Sie unterlassen oder tun, wenn es Ihnen nicht so gut geht. Dieses verordnen Sie dann in Ihrem »Negativem Rezept«, kurzum, das beste Rezept, um jede gute Stimmung zu vermiesen [60].

Schon morgens im Bett überlege ich, wie schlecht der heutige Tag werden wird. Was ich alles schaffen will und wie furchtbar der gestrige Tag gewesen ist. Ich bin mir sicher, dass es heute noch schlimmer wird. Ich bin bestimmt der Depp auf der Arbeit und weiß gar nicht, wie ich die ganzen Sachen alle erledigen soll.

In den Folgetagen können Sie Ihr Rezept weiter vervollständigen. So erhalten Sie im Laufe der Zeit eine schöne »So-vermiese-ich-mir-meinen-Tag-Liste« und durchschauen den Teufelskreislauf.

4.7 Führen Sie eine »To-do-Liste«

Manche Kollegen klagen, dass sie in Ihrer Freizeit immer wieder an die Arbeit denken und kaum abschalten können. Sie grübeln, was sie alles beim nächsten Dienst erledigen müssen und versuchen krampfhaft nichts davon zu vergessen.

✅ **Praxistipp**

Dokumentieren Sie die Inhalte Ihrer dienstlichen »To-Do-Liste« schriftlich bei Dienstende und starten Sie **dann erst** in Ihre Freizeit, ins freie Wochenende oder in den Urlaub. Dadurch vergessen Sie nichts und zudem reduzieren Sie das Nachdenken über berufliche Inhalte in Ihrer Freizeit.

4.8 Halten Sie die Work-Life-Balance

Bedeutsam ist ein **Ausgleich der Lebensfelder** zwischen Arbeit und Freizeit. Die gestresste Führungskraft, die fast nur Zahlen im Kopf hat, entspannt bei entgegengesetzten Lebenswelten besonders gut.

Wenn die MTA aus der klinischen Chemie nachmittags nach Hause kommt und sich aus der Berufswelt voll von Zahlen- und Diagnosewerte in die Welt und Kindersprache ihres Nachwuchses begibt.

Sorgen Sie für Ausgleich: Wer nur mit alten und kranken Menschen in geschlossenen Räumen seine Arbeitszeit verbringt, sollte in seiner Freizeit den Gegensatz suchen: d. h. Aktivitäten in der Natur mit gesunden und jungen Leuten.

Bedenklich ist es, wenn eine Pflegekraft, die hauptberuflich pflegt, dieses in der Freizeit in der Familie oder als Nebenbeschäftigung fortsetzt. Hier besteht die Gefahr, dass sie nach einiger Zeit keine Patienten oder Bewohner mehr sehen kann. Wer im Beruf viel herumläuft, findet den Ausgleich in ruhigen entspannenden Bereichen: Yoga, Qigong und autogenem Training [46].

Wenn Sie vom Dienst nach Hause kommen, bestehen **diverse Möglichkeiten der Erholung**. Manche Menschen schlafen eine halbe Stunde, andere setzen oder legen sich in ihren Garten oder in einen Park, andere schalten mit Musik ab oder legen sich einfach aufs Bett, Sofa oder den Teppich und genießen im wahrsten Sinne das »Runterkommen«. Andere gehen direkt von der Arbeit zu »ihrem Sport«.

Diese Balance gleicht die verbrauchten Energien wieder aus. Freizeit ist für persönlich-private Tätigkeiten zu Hause, im Familien- und Freundeskreis da – und zum **Auftanken**. Menschen, denen dieser Ausgleich nicht gelingt, werden in den ersten Burnout-Phasen noch von Freizeitpartnern und Freunden angesprochen: »*Was ist mit Dir los – Du siehst in letzter Zeit schlechter aus.*«. Direkte Familienmitglieder und die Kollegen sehen durch den täglichen Kontakt diese Veränderung nicht so abrupt. Diese besorgten Fragen sollten beim Betroffenen, quasi als Indikator, alle Alarmglocken schrillen lassen.

4.9 Bauen Sie Stresshormone ab

Manche Mitarbeiter verweigern regelmäßigen Ausdauersport in ihrer Freizeit mit der Begründung, im Beruf schon genug laufen, stehen und rennen zu müssen. Doch immer mehr Kollegen stellen fest, dass das sportliche Betätigen die angestauten negativen Energien leichter abbaut. Zudem kommt es aufgrund des Flow zur **Ausschüttung von** »**Glückshormonen**« [18]. Auch soziale Kontakte, die z. B. beim Sport entstehen, führen durch die Reduktion innerer Anspannung und aggressiver Verstimmungen durch die erlebte Leistungssteigerung zur Stärkung Ihres Selbstbewusstseins. Denn wie bei so vielen Dingen im Leben gilt auch hier: Sobald Sie regelmäßig mit irgendetwas beginnen, z. B. mit Joggen, werden Sie die anfangs mühevoll erreichten 10 Minuten schon nach kurzer Zeit nach oben ausbauen können. Hüten Sie sich aber vor zu übertriebenem Ehrgeiz, der im anderen Extrem bis zu einer »Sportsucht« führen kann.

4.10   Steigern Sie Ihr Wohlbefinden

Umgeben Sie sich mit angenehmen Menschen, Pflanzen und Tieren. Steigern Sie Ihr körperliches Wohlbefinden durch Selbstpflege, Sport und Wellness. Fokussieren Sie Positives und Erbauendes – lassen Sie Negatives los. Wechseln Sie Ihre Perspektive. Lieben Sie die mentalen Inseln der Anderen (► Top im Job: Arbeitgeber Patient).

Belohnen Sie sich

In manchen Betrieben existieren sog. Trinkgeld- oder Stationskassen. Hier werden in gewissen Abständen den Teammitgliedern kleinere Beträge ausgezahlt. Manche Kollegen verwenden diese für ihre laufende Haushaltskasse. Andere reservieren den Betrag und **gönnen sich** eine Wellnessbehandlung oder Fußreflexzonenmassage, leisten sich für ungeliebte Haushaltstätigkeiten davon eine Putzfrau oder finanzieren damit **Aktivitäten ihrer Selbstpflege**.

Installieren Sie für Ihre Pausen bei Gefallen eine Duftlampe und sitzen Sie im Kutschersitz zur Kurzentspannung (◘ Abb. 4.1). Diese 3–5 Minuten sind ein einfacher und zugleich wirksamer Ausgleich zur beruflichen Tätigkeit.

Hängen Sie sich einen **Belobigungsspiegel** auf, der mit kleinen positiven Botschaften umrandet ist. Schauen Sie täglich hinein und orientieren Sie sich an der von Ihnen gestalteten Aufschrift: »*Verwöhne Dich*!«.

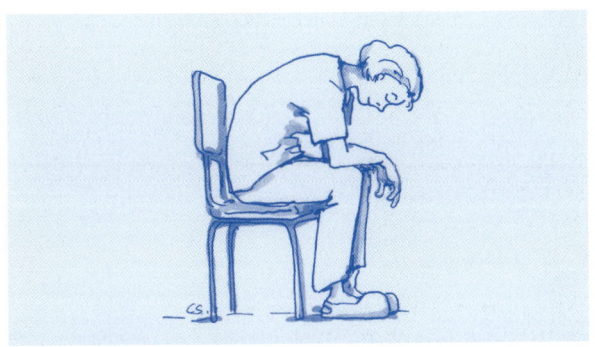

◻ **Abb. 4.1. Kutschersitz.**

✔ **Praxistipp**
- Machen Sie es sich bequem – schalten Sie zu Hause ab und den Anrufbeantworter an.
- Ein Zettel an der Tür schützt vor hereinplatzenden Besuch.
- Unternehmen Sie eine Fantasiereise.
- Beobachten Sie Sonnenauf- und untergänge, Regen, Gewitter oder auch nicht ganz so spektakuläre Naturschauspiele.
- Gönnen Sie sich einen schönen Film oder ein interessantes Buch.
- Genießen Sie Wellness, Sauna und Schwimmen, oder ein gemütliches Vollbad zu Hause.

Massagen lockern und entspannen. Zudem wird durch die streicheln-den Hände die Produktion von **Wohlfühlhormonen** angeregt. Die Nackenmuskeln haben einen direkten Draht zum Gehirn. Verspan-nungen in diesem Bereich können den Blutdruck nach oben treiben.

    Nachfolgende Tipps zur gegenseitigen Nackenmassage (◻ Abb. 4.2):
- Der Massagenempfänger liegt auf einem Teppich oder einer Decke auf dem Boden.
- Der Masseur sitzt bequem hinter dem Kopf (z. B. im Schneidersitz).

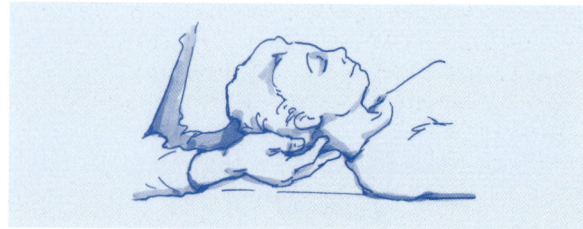

◼ Abb. 4.2. Nackenmassage.

▬ Als Masseur legen Sie Ihre Hände schalenförmig zusammen. Greifen Sie vorsichtig unter den am Boden liegenden Kopf. Stellen Sie Ihre Zeige- und Mittelfinger möglichst dicht an den Übergang von Schädelknochen zur Halswirbelsäule. Durch das Aufstellen der Finger entspannt sich dort die Region und Sie bemerken, wie der Kopf langsam immer tiefer einsinkt. Die aufgestellten Finger üben also keinen Druck zusätzlich aus. Durch das Eigengewicht des Schädels entspannen sich die Nackenmuskeln. Experten können den knöchernen Bogen des Atlas in ihren Händen spüren.
▬ Dieses bewirkt ein angenehmes Gefühl von Entspannung.

Beachten Sie bitte, dass Sie diese Übung nicht bei einem Schleudertrauma, bei Schädelbasisfraktur und bei Apoplex oder Aneurysma anwenden.

Bedanken Sie sich

Wenn Sie anderen etwas Gutes tun, hat dieses enorme Rückwirkung auf Ihre eigene Befindlichkeit. Es klingt abstrus, aber es wirkt: Durch die entgegengebrachte Freundlichkeit anderen gegenüber, erleben Sie sich auch **freundlich zu sich selbst**. Verteilen Sie menschliche Zuwendung in Maßen – die letzten 2 Worte gelten besonders für stark Burnout-gefährdete Leser. Diese beachten während des Gebens unbedingt die Inhalte von ▶ Kap. 5.

Indem Sie das Selbstwertgefühl Ihrer Mitmenschen positiv verstärken, tun Sie auch sich selbst etwas Gutes. Dazu weitere Vorschläge:

- Sprechen Sie Ihre Mitmenschen mit Namen an und schauen Sie diese an. Was glauben Sie, wie sich Ihre Putzfrau morgen früh darüber freuen wird?
- Verwenden Sie häufig »Bitte« und »Danke«.
- Geben Sie im Streitfall schneller nach.
- Teilen Sie mindestens einmal am Tag irgendeiner Person etwas Positives mit.

Holen Sie für sich selbst – und geben Sie Ihren Mitmenschen **Zärtlichkeit**: sowohl durch liebevolles Zuhören, ein Lob oder einen freundlichen Blick, als auch durch Hautkontakt, jemanden in den Arm nehmen und Streicheln. Dieses wirkt nicht nur stärkend auf das Selbstwertgefühl des Gegenübers, sondern auch auf Ihr eigenes.

Verzichten Sie auf Kritik

Je schwächer das Selbstwertgefühl eines Menschen ist, desto sensibler reagiert dieser bei Kritik. Schnell entstehen Konflikte, die eskalieren können. Darum überlegen Sie besser vorher, ob es bei diesem Kollegen sinnvoll ist, seine Meinung zu hinterfragen bzw. ihn zu kritisieren. Je **höflicher** Sie sind, desto weniger Gefahr laufen Sie das Selbstwertgefühl ihrer Mitmenschen zu verletzen.

Je stabiler Ihr Selbstwertgefühl ist, desto unabhängiger werden Sie von Urteilen und Angriffen anderer auf Ihre Meinung. Zugleich fällt es Ihnen leichter sich zurückzunehmen und darauf zu verzichten, unbedingt Recht haben zu wollen.

Erkennen Sie Auslöser von Ärger

Wenn Sie sich **weniger ärgern**, dann produzieren Sie deutlich **weniger Stresshormone**. Und dazu sollten Sie, wie eingangs erwähnt, zunächst die Situationen betrachten, in denen Sie sich (immer wieder) ärgern. Burnout entsteht nur, wenn Sie über längere Zeit zu viel Energie ausgeben als Sie selbst auftanken. Darum heißt es im nachfolgenden Kapitel: »Energie sparen«. Vorher überlegen Sie aber bitte noch einmal:

- Was löst bei Ihnen regelmäßig Wut und Zorn aus?
- Was passiert dabei genau? (Auslöser)
- Wie bewerten Sie es? (Bewertung)
- Wie sehen Ihre Konsequenzen aus? (Consequence)

Überlegen Sie für diesen letzten Selbstcheck nur ganz wenige typische Situationen.

Bedenken Sie für die bekannten Ärgernisse alternative Bewertungsmöglichkeiten im Schritt B. Und schon sieht auch der Schritt C anders aus.

Dazu abschließend noch ein interessanter Gedanke: Entweder ist der Ärgerverursacher genauso »gestrickt« wie Sie und er hat aus Versehen einen Fehler gemacht. Dann hat keiner etwas davon, wenn Sie einen großen Aufstand machen, herumschreien und sich aufregen. Es war nicht die Absicht des Verursachers. Wenn Sie sich das immer wieder sagen, ist die Wahrscheinlichkeit groß, dass es Ihnen gelingt, sich im Denken zu verändern [9]. Oder der Verursacher hat es **bewusst getan, um Sie zu ärgern**. Und wie reagieren Sie? Tun Sie ihm den Gefallen und werden grob, brüllen und regen sich auf? Sie wissen, dass es nichts bringt, außer dass Sie wertvolle Energie vergeuden!

Fazit

- Überprüfen Sie Ihr Verhalten: Formulieren Sie Ziele, verwenden Sie mehr Zeit auf Lösungen als auf Probleme und akzeptieren Sie »Ärgerliches« was sich nicht verändern lässt!
- Organisieren Sie sich und optimieren Ihr Zeitmanagement.
- Entlasten Sie sich, indem Sie Tagebuch und eine »To-do-Liste« führen.
- Lassen Sie »Work-life-Balance« nicht nur ein modernes »Schlagwort« sein, sondern leben Sie sie!
- Steigern Sie Ihr Wohlbefinden!

Energiesparprogramme

5.1 Coping

Durch welche **Copingstrategien** (von englisch: *to cope with*: bewältigen, überwinden) lässt es sich zufriedener im Gesundheitswesen arbeiten? Es werden zwei Arten von Coping unterschieden: die »aktive« und die »passive« Stressbewältigung.

Aktives instrumentelles Coping beinhaltet rasch erlernbare, einfache Techniken, wie z. B. Zeitmanagement, positive Selbstinstruktion, Delegieren, professionelle Sortier- und Organisationssysteme, »Nein-Sagen«, die Mobilisierung sozialer Unterstützung und orientiert sich immer an der Umwelt. Es eignet sich besonders, wenn der Anwender über genügend Ressourcen verfügt.

Passives oder palliatives (linderndes) Coping entsteht durch Auftanken und Regenerieren außerhalb des Arbeitsplatzes und ist auf die eigene Person gerichtet. Entspannungstechniken und die Änderung des eigenen Verhaltens kommen dabei zum Einsatz. Hier versucht der Anwender gefühlsregulierend aktiv zu werden ▶ Kap. 2.3. Manchmal werden dabei auch ungeeignete Methoden, wie z. B. Bagatellisierung, Vermeidungstendenzen, Kompensation und Resignation angewendet.

Die Besonderheiten des Pflegeberufs, der durch die langfristige Beziehung zu Patienten (jeden Tag 8 Stunden lang Kontakt) im Gegensatz zu anderen Gesundheitsberufen (mit Kontaktzeiten für die Dauer der Behandlung), wie bei Physiotherapeuten oder Angestellten einer Arztpraxis entstehen, werden nachfolgend vorrangig betrachtet.

5.2 Persönliche Energiesparprogramme

Burnout-Betroffene kommen alleine kaum noch von der »Überholspur« herunter und oftmals werden zaghafte Bremsversuche vom Chef oder von Kollegen kritisch beäugt. Betroffene wissen nicht, wie sie aus einem System aussteigen sollen, das sie anheizt, im Sinne von: »*Jetzt bloß nicht nachlassen.*«, obwohl klar ist, dass auf Dauer dieses Tempo nicht zu halten ist.

Bei der Therapie des Burnouts geht es nicht darum, ein Leben ohne Stress anzustreben. Oder ein Leben, in dem alles so geschieht, wie man sich das vorstellt. Vielmehr lernt der Betroffene seine **Lebensenergie zurückzuholen**, einen weniger Willenskraft verbrauchenden, individuellen Weg zu finden und mit den äußereren Ereignissen durch geändertes Denken sinnvoll umzugehen. Dieses ist für langjährig vollpowernde Leistungsträger nicht einfach. Zu dem Zeitpunkt, in dem Burnout-Patienten in einer stationären Einrichtung sind, möchten einige von ihnen am liebsten von morgens bis abends therapiert werden, weil ihnen das **Nichtstun** so unproduktiv erscheint. Genau hier setzen Veränderungsprozesse an. Patienten müssen lernen »anders zu denken«. »Geliebt werden« auch **ohne Leistung erbringen zu müssen**, ist ein wichtiger Aspekt, den Betroffene lernen müssen. Durch Kunsttherapie sollen z. B. die kindlichen Seiten wieder entdeckt werden und das verschüttete Interesse am »Nutzlosen«, an Formen, Malen und Musizieren wieder aktiviert werden.

Nutzen Sie Coaching

Im Frühstadium des Burnouts kommen Sie mit Ihrem gesunden Menschenverstand und durch Lektüre von Fachbüchern bzw. den Besuch von Kurzseminaren in vielen Fällen alleine weiter. Oft braucht es dabei nur den Anstoß von außen. Dadurch soll eine Reflexion der bisherigen Situation vorgenommen werden und emotionslos bestimmt werden, was falsch gelaufen ist und welche konkreten Möglichkeiten zum Energieeinsparen vorliegen. Je rechtzeitiger ein Burnout-Risiko erkannt wird, desto erfolgreicher gelingt die Prophylaxe bzw. Therapie. Manchmal helfen auch wenige Termine bei einem qualifizierten Burnout-Coach. Dieser wirkt wie ein beschleunigender Katalysator und verhilft zu neuen Einsichten, indem der Coach Änderungsprozesse unterstützt.

Machen Sie echte Pausen während der Arbeit

Die Pausenforschung offenbart, dass mehrmals am Tag stattfindende Rhythmen von sich anbahnender Müdigkeit oder Konzentrationsschwäche wichtige Kommunikationsmuster zwischen Körper und Seele darstellen [63]. Das Körperbedürfnis nach Pause zeigt sich u. a. im Wunsch nach Recken, Gähnen, Tagträumen und leichtem Appetit. Anstatt die Müdigkeit zu übergehen, empfiehlt der Psychobiologe Ernest Rossi, in solchen Fällen der Natur ihren Lauf zu lassen und eine **Regenerationsphase** einzuhalten. Sollte aufgrund der Arbeitsbelastung zu diesem Zeitpunkt keine Pause möglich sein, reservieren Sie sich für diese Momente Tätigkeiten, die für Sie keine hohen Anforderungen darstellen, z. B. einfache administrative Verrichtungen, oder gehen Sie die Post holen. Auf jeden Fall tun Sie im **Gegensatz zur vorherigen Arbeit** etwas völlig Anderes.

Pausengestaltung

Idealerweise sollten Sie während der Pausen in frischer Luft spazieren gehen, sich draußen hinsetzen oder legen und keine aufreibenden Gespräche (Telefonate) führen. Verlassen Sie Ihren Arbeitsort! In Industrie und Wirtschaft wurden bereits **Einzelkojen mit Liegemöglichkeiten** eingerichtet, um den Mitarbeitern kurze Schlafmöglichkeiten anzubieten. Dieses führte zu einem Anstieg der Produktivität und zum Abbau von Burnout. Praktizierte **Pausen zum richtigen Zeitpunkt** sind entscheidend für die optimale Leistung aller wichtigen Selbstregulationssysteme. Während das Unterbewusstsein versucht das bisher Erlebte zusammenzufassen und einen möglichen Sinn abzuleiten, verarbeitet unser Geist die Ereignisse und leitet neue Erkenntnisse daraus ab. Dieses **schafft Entlastung**. Mitarbeiter fühlen sich nach Pausen wieder aufgeladen und sind bereit, nachfolgende Aufgabenstellungen und Probleme motiviert zu anzugehen.

In einer Metaanalyse kamen britische Forscher zum Ergebnis, dass ein kurzer Spaziergang in der Natur fast sicher zur Entspannung führt. Nur 5 Minuten in Bewegung und frischer Luft reichen schon die Laune und das Selbstbewusstsein merklich zu verbessern. Besonders günstig wirkten dabei Umgebungen mit Wasser (Fluss oder See). Hier kann Stress besonders gut abgebaut werden.

Bestehen Sie auf Ihre Pausen, die laut **Arbeitszeitgesetzen** vorgeschrieben sind. Sprechen Sie sich ggf. mit Nachbarstationen ab. Wie wäre es anstatt einmal 30 Minuten Pause zu machen mit 2 x 15 Minuten? Suchen Sie sich einen stillen Ort abseits Ihres Arbeitsfeldes. Dort trinken Sie in aller Ruhe eine Tasse frischen Tee und essen eine Kleinigkeit. Machen Sie sich bewusst, dass Sie die Stunden vorher gearbeitet haben und sich diese kleine Pause gönnen dürfen. Es geht nicht darum »stundenlang« zu pausieren. Achten Sie beim Pausieren zum Beispiel nur auf Ihre Atmung. Wo im Körper ist das Wohlbehagen am stärksten spürbar? Weiten Sie dieses Gefühl auf den gesamten Körper aus. Die Kunst beim richtigen Pausieren ist also:

1. das Erkennen der Pausenbedürftigkeit,
2. das Verschaffen des Zugangs und
3. schließlich die Regeneration mit anschließendem Neustart einer Kreativitätsperiode.

✅ Praxistipp

Stimmen Sie sich mindestens einmal im Jahr auf sich selbst ein. Nutzen Sie eine solche Auszeit und besuchen Seminare zum Meditieren oder zur Selbstpflege.

Längere Auszeit

Viele Arbeitnehmer träumen davon ein Sabbatjahr zu nehmen, haben aber Angst, sich dadurch beim Arbeitgeber entbehrlich zu machen. Der Begriff entstammt der jüdischen Tora und besagt, dass alle 7 Jahre der Ackerbau ruhen solle, damit sich der Boden erholen kann. Mittlerweile sind Auszeiten (engl. »sabbaticals«) auch in Unternehmen angekommen [28]: Arbeitnehmer gönnen sich eine Auszeit von einigen Monaten bis zu 2 Jahren. Durch das Teilzeit- und Befristungsgesetz von 2001 können Mitarbeiter und Arbeitgeber über flexible Arbeitszeiten gemeinsam entscheiden. Unter http://de.wikipedia.org/wiki/Teilzeit-_und_Befristungsgesetz finden Sie dazu weitere Informationen sowie den genauen Gesetzestext.

Ernährung und Trinken

Im Berufsalltag gibt es einige Extreme. Manche kommen nüchtern auf die Arbeit und muten ihrem Körper volle Leistung zu, obwohl vorher nicht »aufgetankt« wurde. Die ersten Frühstückspausen sind dann oft 4–5 Stunden nach dem Aufwachen. **Unterzuckerung** oder **Hunger** bedeuten für den Körper zusätzlichen Stress. Aber auch zu viel bzw. falsche Nahrung kann belasten.

Stellen Sie sich vor, nach der Mittagspause ein anspruchsvolles Projekt angehen zu müssen. Würden Sie es lieber tun, nachdem Sie Nudeln und Fleisch in Sahnesoße gegessen haben oder nach einem frischen Salat mit Putenbruststreifen?

Wasser ist das reinste Lebenselixier. Der (arbeitende) Mensch benötigt täglich 2–3 Liter Flüssigkeit – und damit ist keinesfalls Kaffee gemeint. Trinken Sie möglichst viel **Wasser, Tee, Fruchtsaftschorlen** usw. Was wissenschaftlich für Lernen gilt, wirkt auch im Berufsalltag: Nur bei ausreichendem Flüssigkeitshaushalt gelingen Arbeit und **Aufmerksamkeit**. Wassermangel führt zu Konzentrationsschwierigkeiten, Trägheit und Hunger. Das Durchhaltevermögen und die gute Laune sinken.

Prüfen Sie die Notwendigkeit von Routinetätigkeiten

Sind alle Maßnahmen wirklich notwendig? Muss jede Anforderung sofort erledigt werden, oder ist es nicht besser diese zu **priorisieren** (▶ Kap. 4.5) und dann zusammenhängend zu erledigen? Müssen alle Patienten und Bewohner täglich von Kopf bis Fuß gewaschen werden, obwohl sie dieses zuhause niemals machen würden? In einigen Einrichtungen existieren noch immer Hygienepläne, denen es an **wissenschaftlichen Grundlagen** fehlt. Da werden tagtäglich Regale ausgewaschen und Mülleimer desinfiziert. Prüfen Sie, ob in Ihren Routineplänen den aktuellen Hygienevorschriften entsprochen wird.

Stoppen Sie die Reizüberflutung

Permanentes Radio- und Fernsehgedudel erfordert unnötig Ihre Konzentration. Die Psyche benötigt Aufbauendes – das stärkt Ihr Immunsystem (▶ Kap. 3.1). Je mehr negative und **gewaltverherrlichende** Inhalte Sie Ihrem Gehirn zumuten, desto stärker reduziert sich Ihre Immunabwehr. TV-Sendungen und Filme, in denen fast alle Konflikte durch psychische oder physische Gewalt oder Intrigen »gelöst« werden, brennen sich in die »mentale Festplatte« und **beeinträchtigen Gesundheit** und Zufriedenheit (auf www.gwg-ev.org finden Sie hierzu mehrere wissenschaftliche Untersuchungen; [73]).

37% der Berufstätigen mit dienstlicher Mailbox im Computer plädieren nach einer repräsentativen Umfrage für **E-Mail-freie Tage** im Beruf [21]. Darum handeln immer mehr Arbeitgeber und legen klare Bedingungen und Zeiten fest, wann betriebsinterne E-Mails versendet werden dürfen. Dabei ist es untersagt, Banales oder Negatives in Cc-Kopie an die gesamte Belegschaft zu versenden. In den USA und Großbritannien kommen E-Mail-freie Tage in Mode. Diese Aktion ist freiwillig, aber Arbeitgeber, wie der Chip-Hersteller Intel, möchten damit den internen SPAM für ihre Mitarbeiter reduzieren. Dadurch soll ein konzentrierteres Arbeiten und das persönliche Gespräch unter den Kollegen gefördert werden. Manche nutzen auch in Ihrer Freizeit das mobile Internet und sind überall erreichbar. Schnell wird eine gelesene dienstliche E-Mail am freien Samstag zum Auslöser von schlechter Stimmung und »Nicht-Abschalten-Können«. Zur Burnout-Prophylaxe gehört das Einrichten von Zeiten der Unerreichbarkeit. Damit meine ich nicht die »Lautlosschaltung« am Telefon, sondern das wirkliche Ausschalten des Geräts über Stunden oder ganze Tage.

Überdenken Sie Ihr **telefonisches Kommunikationsverhalten**: Verschwenden Sie tagsüber Zeit mit endlosen Telefonaten mit Menschen, die Sie sowieso am Abend sehen? Mit diesen Personen sollten Sie sich später persönlich austauschen.

Pflegen Sie Ihre Freundschaften

Teilen Sie Ihr Glück und Unglück mit Menschen, die Ihnen nahe stehen. Ein intaktes **soziales Umfeld** ist ein wirksamer Schutz gegen Burnout. Sicherlich ist es vielleicht nicht dringend, am Wochenende die mit dem Freundeskreis oder der Familie schon lange beabsichtigte Spritztour zu machen. Aber es ist wichtig!

Fazit

— Die Notwendigkeit von »Energiesparprogrammen wird aufgezeigt. Hierzu gehören eine sinnvolle Pausengestaltung, der Einsatz von Coaching und eine Reduktion der Reizüberflutung.

— Persönliche Entlastungsstrategien werden verdeutlicht: auch Misserfolge können, müssen und sollen professionell bearbeitet werden.

— Ein intaktes soziales Umfeld ist für jeden von uns enorm wichtig, um aufzutanken!

Bewältigungsstrategien

Berufliche Belastungen können nicht vermieden werden (▶ Kap. 2.2). Ihr Arbeitgeber entlohnt Sie durch Ihr Gehalt, Urlaubs- und vielleicht sogar Weihnachtsgeld in gewisser Weise dafür. Durch dieses »Schmerzensgeld« nehmen wir berufliche Belastungssituationen in Kauf. Aber Sie können Ihre individuellen Bewältigungsqualifikationen (weiter)entwickeln und trainieren. Mit jedem neuem Problem wachsen Sie weiter und entwickeln sich zum Experten. Und wie schön: Diese neuen Probleme werden Ihnen fast jeden Tag kostenlos geliefert! Packen wir sie an!

6.1 Aufbau der Widerstandsressourcen

Erziehen Sie sich selbst zu einer inneren Stabilität gegenüber den typischen berufsmäßigen Anforderungen. Diese psychische Widerstandsfähigkeit, in der Fachsprache **Resilienz** genannt, baut auf Selbstvertrauen auf. Resiliente Menschen haben den Willen ihr eigenes Leben zu gestalten und sind bereit, dafür Entscheidungen zu treffen. Sie übernehmen wie der Adler (▶ Kap. 2.4) Verantwortung für ihr Leben und haben Lust an der Herausforderung und am Erfolg. Sie erleben ein hohes Maß an **Selbstwirksamkeit**. Hier schließt sich der Kreis dann zum Selbstwertgefühl, denn widerstandsfähige Mitarbeiter haben Respekt vor sich selbst! Sie spüren innerlich, dass es trotz der äußeren Umstände irgendwie weitergehen wird und sie das schaffen werden.

Welche Folgen hat es, wenn die Verantwortung nicht übernommen wird?

Wenn ein Adler aber unter Hühnern aufwächst, hält er sich nach einer gewissen Zeit selbst für ein Huhn und hebt nicht mehr vom Boden ab. Und wenn er sich dann unter seinen »Kollegen Hühnern« umschaut, stellt er fest: Fliegen ist unmöglich – obwohl er vom Fliegen träumt.

6.2 Verstehen, Steuern und Sinn finden

Mitarbeiter erleben deutlich weniger Belastungen, wenn Sie wissen, warum etwas so ist, wie es ist. Diese Erkenntnisse der **Salutogenese** (Entstehung von Gesundheit) können Sie für Ihren Berufsalltag nutzen.

Durch das **Wissen über die Zusammenhänge**, z. B. »Warum sind X und Y Routineuntersuchungen?«, »Warum reagiert der Patient jetzt so?«, reduziert sich Ihre Belastung.

Ebenso entlastend ist es, wenn Mitarbeiter gewisse Abläufe **eigenständig gestalten** können. Hier ist ein Kompromiss zwischen Standardprogramm und individueller Entscheidungsmöglichkeiten des Mitarbeiters zu finden; z. B. orientiert sich die Altenpflegerin standardmäßig an dem Expertenstandard A – bei Bewohnerin Z weicht sie jedoch begründet von dem normalen Vorgehen ab.

Je mehr **Sinn** wir in unserer täglichen Arbeit erkennen, desto weniger Stress erleben wir. Die Ursprungsmotivation eine Ausbildung im Gesundheitswesen zu absolvieren, besteht häufig in der Sinnhaftigkeit des Tuns. Aussagen wie »*Ich möchte etwas Sinnvolles tun und anderen Menschen helfen.*« sind Standardaussagen in Bewerbungsgesprächen. Im Laufe der Berufsjahre geht diese »Sinnmotivation« manchmal verloren.

> Machen Sie sich bewusst, wie sinnvoll Ihre Tätigkeit für den Patienten, Ihren Arbeitgeber und die Gesellschaft ist.

Wie sollte eine Arbeit gestaltet werden, damit sie sowohl dem Bedarf des Unternehmens und der Patienten als auch den Bedürfnissen des Mitarbeiters gerecht wird? Die Arbeitsgesetze verlangen Sicherheit und Risikominimierung für die Beschäftigten. Gründe, warum Pflegende in ihrem Beruf trotz aller Belastung dennoch zufrieden sind, liegen v. a. in **der hohen Sinnstiftung**. Über 60% nennen in einer Untersuchung die konkrete **erlebte Vielfalt** und schätzen die **Eigenverantwortlichkeit** als Gesundheits- und Krankenpflegerin [14]. Schließlich wurde auch die gleichzeitige soziale Unterstützung im Team als motivierend empfunden. Diejenigen Pflegenden, die eine **sehr gute Kooperationsbe-**

ziehung vorfinden, haben eine um 23% geringere Wahrscheinlichkeit die hohe Arbeitsbelastung wahrzunehmen.

6.3 Entlastung durch Ihre Professionalität

Entlastung durch professionellen Umgang mit Misserfolgen

Wie verhalten Sie sich, wenn Sie selbst einen Fehler machen und wie reagieren Sie bei Fehlern Anderer? Oft denken Menschen: Fehler sind negativ und Pannen sind zu vermeiden. Wer aber Angst vor seinen eigenen Fehlern hat, der kann zu wenig aus ihnen lernen [9]. Berücksichtigen Sie stattdessen, dass Fehler für Ihre Entwicklung notwendig sind.

✅ **Praxistipp**

Wenn Sie durch andere auf Ihre Fehler hingewiesen werden, so fragen Sie gezielt nach, was der Andere genau meint und welche Verbesserungsvorschläge er Ihnen macht. Bei häufigen ähnlichen Feedbacks analysieren Sie gezielt, was Sie ändern können.

Damit schalten Sie langfristig auch notorische Nörgler kalt – denn diese werden sich hüten Sie zu kritisieren, weil Sie ab jetzt immer ernsthaft wissen wollen, was Sie stattdessen anders machen können. Die Vorteile liegen auf der Hand: **Sie lernen** möglicherweise wirklich neues Interessantes dazu und der Andere bekommt durch Ihr Ernstnehmen eine Portion **Streicheleinheiten für sein Selbstwertgefühl**.

Entlastung durch professionelles Selbstwertgefühl

Eine vom Burnout betroffene Kollegin sagte, dass es zur Bewältigung bedeutsam sei, die eigene Arbeit als wertvoll einzuschätzen. Zu Beginn ihrer Berufstätigkeit zeigte sie ein altruistisches (selbstaufopferndes) Verhalten, ohne **ihr eigenes Tun** dabei als **wertvoll** zu empfinden. Nur wenn Patienten und Kollegen sie lobten, fühlte sie sich gut. Heute ist sie mit sich im Reinen und nicht mehr auf die Rückmeldung und die Anerkennung von anderen angewiesen. Trotzdem freut sie sich natürlich, wenn sie Lob erhält.

❯ Die Tatsache, sich selbst zu lieben und anzuerkennen, ist die beste Burnout-Prophylaxe!

Denn wenn ich mich selbst **liebe**, lasse ich es nicht zu, (beruflichen) Belastungssituationen ungeschützt ausgeliefert zu sein. Wer selbst auf sich achtet, achtet auch auf seinen Körper und dessen Signale.

Einige Pflegende berichten, dass sie den »Dank der Patienten« nicht mehr ernst nähmen. Sie hätten sich im Laufe der Berufsjahre so daran gewöhnt, dass sie nicht mehr aufmerksam wahrnehmen, wenn sich ein Anderer bei ihnen wirklich bedanken würde. **Fokussieren Sie** Ihr Bewusstsein auf dieses **Lob** und den **Dank der Patienten** bzw. auf die **Dankbarkeit Ihrer Kollegen**.

Wissen Sie wie sehr der Pflegeberuf in Deutschland gesellschaftlich anerkannt ist? Das Ansehen der Bevölkerung gegenüber diesem Beruf ist hoch. In der Allensbacher Berufsprestigeskala 2008 nahm der Beruf der Krankenschwester den zweiten Platz von 22 vorgestellten Berufen ein. 2009 ermittelte das Forsa-Institut für den Krankenpfleger Platz 2 und für Ärzte Platz 4. Betrachten Sie diese positiven Seiten des Berufs und machen Sie diese auch Ihrem Team bewusst, dadurch wird das Selbstwertgefühl gestärkt.

Aber wie sieht es stattdessen im Pflegealltag aus? Möglicherweise fehlt das Selbstwertgefühl? Pflegefachkräfte springen bei jeglichem Ausfall ein: Wenn auf einer Station unerwartet der Putzdienst ausfällt, ist die Wahrscheinlichkeit groß, dass die Pflegenden es für selbstverständlich halten, diese Aufgabe zu übernehmen. Haben Sie schon einmal Ärzte oder Verwaltungsmitarbeiter erlebt, die in solchen Fällen selbst aktiv werden? Es geht hier weniger um das Putzen an sich, sondern mehr um die Selbstverständlichkeit der Annahme: Pflege macht alles das, was andere nicht machen können oder wollen.

Entlastung durch hohe Erstqualifikation

Besitzt eine Pflegekraft einen Universitäts- oder FH-Abschluss oder verfügt über Abitur mit anschließender Berufsausbildung, ist ihre Arbeitsbelastung merklich reduziert [14]. Es kann davon ausgegangen werden, dass studierende Pflegende in den bereits laufenden deutschen Bachelor-Studiengängen anschließend im Beruf weniger Belastungen empfinden als Pflegende mit konventioneller Ausbildung. Mögliche Ursachen dafür werden in der obigen Untersuchung nicht benannt; es kann vermutet werden, dass – getreu der Devise: »Wissen ist Macht« – Absolventen mit höheren Abschlüssen über **mehr anwendungsbereites Wissen** im Umgang mit beruflichen Belastungen verfügen. **Professionelleres Selbstverständnis** der akademisch ausgebildeten, amerikanischen Pflegenden führt (verglichen mit deutschen Pflegenden) zu einem angemesseneren und langfristig gesünderen Umgang mit Belastungen [15]. Ein gutes Wissensmanagement führt zu weniger Burnout. Was Mitarbeiter nicht wissen, erzeugt Unsicherheiten und Ängste. Diese Unwägbarkeiten zehren Energie.

Daher ist es nachzuvollziehen, dass Weiterentwicklungsmöglichkeiten im Beruf ebenso wie die Teilnahme an Fortbildungen oder Qualifizierungsmaßnahmen das Stressrisiko reduzieren und somit positive Auswirkungen haben.

Entlastung durch Mitgliedschaft im Berufsverband

Forschungen belegen, dass Pflegende, die sich **berufspolitisch engagieren** (Mitgliedschaft in einem Berufsverband u. ä.) ein **verringertes Risiko** haben, an Burnout zu erkranken [14]. Hier kommen vermutlich die Komponenten der **aktiven Mitbestimmung** und der **Selbstwirksamkeit** stressreduzierend zum Tragen.

Entlastung durch mehr Handlungsspielraum

Erfahrene Pflegende fühlen sich zufriedener und emotional unbelasteter, wenn sie in einer Pflegesituation nicht nach einem vorgegebenen Plan arbeiten müssen, sondern ihr Handeln auf die jeweilige Situation selbst abstimmen können (▶ Kap. 6.2). Pflegende, die in ihrer Arbeitseinteilung einen **hohen Handlungsspielraum** haben, nehmen mit einer 8%ig geringeren Wahrscheinlichkeit hohe Belastungen wahr. Durch anderes Denken wird Widerstandsfähigkeit und Ressourcenaktivierung angeregt, die zu einer schützenden Reizfilterung führen. Damit wird verhindert, dass aus Reizen Stressoren werden.

Entlastung durch professionelle emotionale Nähe

Interessanterweise verspüren Pflegende eine Erleichterung bei Verrichtungen intimer Pflegetätigkeiten, wenn emotionale Nähe besteht. Dies bedeutet, dass eine »gewisse« **professionelle emotionale Nähe** Entlastung bringt. Die Pflegefachkraft, die in der Bezugspflege eine besondere Beziehung zum Patienten hat, erlebt z. B. bei der Intimpflege weniger Belastung, als die Kollegin in der Funktionspflege, die den Pflegeempfänger kaum kennt. Pflegende fühlten sich durch die nahe Beziehung zum Patienten nicht zusätzlich belastet [10]. Je involvierter ein Mensch in einer Situation ist, desto mehr Bewältigungsmöglichkeiten hat er – und je distanzierter er ist, desto weniger [24].

Entlastung durch Besänftigung

In Pflegeheimen kann es aufgrund der Verhaltensweisen von dementen Bewohnern zu besonders belastenden Situationen kommen. Hier empfehlen sich **besänftigende Maßnahmen**: Bei dementen oder sehr anspruchsvollen Bewohnern hängen vor den Zimmern kleine Windspiele. Vor dem Eintritt in das Zimmer des Bewohners bringen die

Mitarbeiter das Windspiel kurz zum Klingen, dadurch sammeln und besänftigen die Mitarbeiter sich.

Entlastung durch Alltagskommunikation und Humor

Erfahrene Mitarbeiter wissen, dass bereits durch »**small talk**« viele Spannungen und Ängste sowohl bei Angestellten als auch bei Patienten abgebaut werden können. Wenn mit Pflegebedürftigen nicht nur über Krankheitsspezifisches gesprochen wird, sondern auch Themen wie Hobbys, Familie und der letzte Urlaub Gesprächsstoff werden, entspannen sich häufig Situationen im Gesundheitsberuf.

Die positiven und entlastenden Auswirkungen des Humors auf Heilungsprozesse sind in der Literatur beschrieben. Lachen ist ein Ausdruck von Freude und besonders wirkungsvoll in der Gemeinschaft mit anderen. Die »**Facial-feedback-Theorie**« besagt, dass unser eigenes emotionales Erleben auch von unserem mimisch-darstellerischem Geschehen abhängt. Demnach können wir unsere **Empfindungen durch unsere Miene beeinflussen und lenken** [44].

✅ **Praxistipp**

Verschreiben Sie sich selbst zu lachen oder zu lächeln und bewegen Sie sich mit einem zufriedenen Gesichtsausdruck an Ihrem Arbeitsort. Kontrollieren Sie dabei, was sich in Ihrem Inneren ereignet und wie dieses andere Verhalten Ihre Mitmenschen beeinflusst.

Auch Patienten, Kollegen und andere Menschen deuten Ihr Lächeln und Lachen so, dass Sie ein liebenswürdiger Mensch sind und das Gespräch einen angenehmen Verlauf nehmen wird. Dadurch verwandelt sich natürlich auch die Verhaltungsweise Ihres Gegenübers und Sie profitieren von dem galanten Umgangston, von der entgegengebrachten Höflichkeit und Wertschätzung.

Entlastung durch Entladungsstationen am Arbeitsort

Manchmal ist das Aussprechen »tabuisierter Wörter« für manche Kollegen eine Möglichkeit mit belastenden Situationen umzugehen. Manche **Kraftausdrücke** – die man nur zu sich selbst sagt – können helfen, Dampf abzulassen und die Arbeitsmoral zu verbessern. Wir sind alle nur Menschen und nicht immer gelingt es uns gelassen zu bleiben. Dann funktioniert manchmal auch die oben beschriebene Besänftigung (▶ Kap. 6.3) nicht. Hier ist das Ablassen der negativen angestauten Energien sinnvoll, wobei die Effizienz dieses Vorgehens sicherlich noch zu prüfen wäre. Empfehlungen zu sog. **Entladungsstationen** im Pflegeheimbereich favorisieren das Ablassen negativer Energie [71], da dadurch Demütigungen und Aggressionen abgebaut würden. So hilft interessanterweise auch »Fluchen« Schmerzen länger zu ertragen [56].

Daher installieren manche Einrichtungen Sandsäcke zum Boxen, Klangbretter mit Klingeln und Rasseln, Bälle, die kraftvoll geworfen werden, Wutsteine, die aus Schaumstoff sind und an die Wand geklatscht werden können. Die Intention dabei ist: Lassen Sie ihren Ärger, ihre Wut und ihren Frust an diesen Stellen – unter Ausschluss der Öffentlichkeit – heraus [71].

Probieren Sie aus, ob Ihnen derartige Entladungen guttun, so wie einem Schweizer Kollegen, der, wenn er aggressiv nach Hause kommt, mit einem verknoteten Handtuch kräftig auf die Matratze schlägt. Bedenken Sie aber bitte: Wer seinen Dampf ablässt, ist ihn zwar los, aber häufig bleiben das Problem bzw. die Ursache der Wut ungeklärt.

6.4 Entlastung durch soziale Unterstützung innerhalb des Teams

Kollegiale Unterstützung und Wertschätzung im Team wirken natürlich auch stressvermindernd. Burnout-gefährdete Mitarbeiter holen sich mehr Unterstützung beim Vorgesetzten. Burnout-resistente Teammitglieder verschaffen sich mehr Unterstützung bei ihren Kollegen. Burnout-freie Mitarbeiter gaben in einer Untersuchung doppelt so viele Unterstützungspersonen am Arbeitsplatz an wie vom Burnout betroffene Mitarbeiter [2]. Ein wichtiger Punkt hierbei ist die Teamgröße (▶ Top im Job: Einfach ein gutes Team). Große Stationen sind vielleicht aus ökonomischer Sicht effizienter aber nicht aus sozialer Sicht. Auf kleinen und mittleren Stationen mit 13–24 Betten funktionieren Zusammenarbeit und Organisation deutlich besser. Dies führt zur größeren Identifikation, höheren Zufriedenheit und damit zu geringeren Fehlzeiten [76]. In stabilen Teams wird häufig die gleichzeitige soziale Unterstützung als förderlich empfunden. Diejenigen Pflegenden, die eine **sehr gute Kooperationsbeziehung** vorfinden, haben eine um 23% geringere Wahrscheinlichkeit eine hohe Arbeitsbelastung wahrzunehmen.

Intervision

Häufig haben die Kollegen die gleichen Probleme mit einem Patienten oder einer Situation. In den USA wird »**retreats**« als eine reflexiv orientierte Fortbildungsmaßnahme angeboten, die den Teilnehmern Gelegenheit bietet, sich in entspannter und **angstfreier** Atmosphäre auszutauschen und Probleme anzusprechen. Eine wichtige Möglichkeit der Entlastung ist das Wissen, dass man sich **auf seine Kollegen im Team verlassen** kann und dass so das Gefühl der individuellen Verantwortlichkeit im Team geteilt werden kann.

Regelmäßig **reflektieren und besprechen** die Teammitglieder aktuelle Problemstellungen. Diese **Intervision** ist eine **Alternative zur Supervision** und kommt ohne externe Spezialisten aus. Ein Teammitglied ist der Moderator und achtet auf die Einhaltung der nachfolgenden Gesprächsregeln:

- Ich-Botschaften verwenden.
- Ausreden lassen – nicht unterbrechen.
- Dokumentation von Beschlüssen und Ergebnissen, damit nicht immer wieder erneut alte Entscheidungen diskutiert werden.
- Sprechen Sie über die negativen Auswirkungen des Jammerkreislaufs und vereinbaren Sie gemeinsam im Team Stoppschilder dafür zu verwenden.

Durch Intervision klären sich häufig Missverständnisse auf und die Perspektiven der Anderen werden klarer. In Folge davon bauen sich Vorurteile ab und eine neue **Teamsolidarität** kann sich entwickeln.

Jammerkreislauf

Es kann auch passieren, dass Sie in den **Strudel des Jammerkreislaufs** geraten. Untersuchungen belegen, dass es durch Jammern im Team in Folge zu immer weiteren Klageäußerungen von Arbeitskollegen kommt. Ein solcher Jammerkreislauf verhindert in der Gruppe lösungsorientierte Äußerungen.

Jammerkreislauf

Der Jammerkreislauf ist das wissenschaftlich belegte Phänomen, dass sich durch das gegenseitige Jammern und Beklagen strukturell nichts verbessert. Stattdessen wird dadurch das Team negativ beeinträchtigt und ist nur noch eingeschränkt in der Lage, Probleme zu lösen. Gegenseitiges Jammern steckt die Beteiligten an und blockiert die Kreativität.

Besprechen Sie diesen Mechanismus im Team. Wenn alle wissen, dass ein erstmaliges Jammern mit hoher Wahrscheinlichkeit zu weiterem Jammern führt und sich dadurch viel weniger Problemlösungen abzeichnen, könnte dieses Beklagen vermieden werden. Klären Sie also vorher, was bei der Teambesprechung am Ende herauskommen soll: **Jammern oder Lösungen?** Ein weiteres Ergebnis der wissenschaftlichen Untersuchung belegt eine Wirkung in der Gegenrichtung [40]: Dort, wo in Teams lösungsorientiert gesprochen wird, folgen keine Klageäußerungen. Damit wurde erstmals wissenschaftlich belegt, dass Jammern im Team **ansteckend** ist und die Sichtweise auf Lösungen verstellt.

✅ Praxistipp

Ein an der Wand hängendes bildhaftes Symbol mit einem daran befestigten Rad darf jederzeit von einem Teammitglied aktiviert werden. Damit wird »unausgesprochen« signalisiert: »Kollegen, wir beschäftigen uns viel zu sehr mit Problemen – nicht mit Lösungen!«.

Auch der Frosch übernimmt keine Verantwortung und quakt stattdessen. Typische Aussagen aus dieser Perspektive lauten: »*Das ist eben so – da kann ich als kleines Licht nichts machen.*«. Das impliziert: »*Ich versuche erst gar nichts.*«. Die aktivere Grundeinstellung eines Adlers benötigt zwar »etwas« Energie – aber dieses stärkt in Folge auch das Selbstwertgefühl.

Loben und Anerkennen

Im Gegensatz zu allen anderen personengebundenen Dienstleistungsberufen erhalten Mitarbeiter im Gesundheitswesen höchstwahrscheinlich mehr Anerkennung durch ein »Danke« oder kleine Aufmerksamkeiten bzw. Trinkgelder der Patienten. Im Tagesgeschäft geht diese Anerkennung meist unter. Machen Sie es sich bewusst und nehmen Sie diese Zuwendungen als **Zeichen der Wertschätzung** an. Heutzutage sind diese Anerkennungen keine Selbstverständlichkeiten mehr.

Machen Sie doch bei der nächsten Teamsitzung den Vorschlag, dass Sie sich alle gegenseitig mehr loben. Einfache **kleine positive Aufmerksamkeiten**, wie z. B. »*Mit Dir arbeite ich gerne zusammen.*« oder »*Deine freundliche Art bei anspruchsvollen Patienten gefällt mir.*«, tun nicht nur Ihrer Kollegin, sondern auch Ihnen gut.

Erinnern Sie Ihre Auszubildenden daran, dass sie heute Lob von Patienten erhalten haben. Auch **wer lobt, hat etwas davon** und fühlt sich anschließend besser. Achten Sie auch auf die Wertschätzung von anderen Menschen, so erlebt die Zahnarzthelferin an einem ganz normalen Arbeitstag diverse Arten gezeigter Wertschätzung:

- Eine Patientin hat sie bei der Begrüßung angelächelt, als sie bei dem Hervorholen der Krankenkassenkarte behilflich war.
- Die Zahnärztin lobte sie für eine gute Assistenz.
- Der Begleiter einer Patientin bedankt sich für die individuellen Erklärungen.
- Die Teamleitung macht eine anerkennende Äußerung zu ihrem neuen Styling.

»Über-Ecken-loben«

Der Praxisinhaber kommentiert gegenüber einer Kollegin seines Mitarbeiterteams, dass die Auszubildende Frau S. einen exzellenten Verband bei einer Patientin angefertigt hat. Sie können sicher sein, dass dieser »Tatbestand« Frau S. ganz schnell zugetragen wird [43].

❯ Freuen Sie sich über gezeigte Wertschätzung.

Viele Mitarbeiter reagieren mit ungeeigneten Aussagen, wie z. B.: »*Das war doch nicht der Rede wert.*« oder »*Ich habe doch gar nicht viel getan.*«. Wenn die Berufsgruppe der Pflegenden dieses ständig tut oder sagt, dann könnte es sein, dass Patienten und deren Angehörigen es glauben (▶ Top im Job: Arbeitgeber Patient). Denn wenn, um beim obigen Beispiel zu bleiben, diese Arbeit »*gar nicht viel ist*«, dann folgert daraus, dass Pflege nichts Besonderes ist. Sagen Sie stattdessen: »*Danke, es war mir eine Freude mich um Ihre Frau zu kümmern. Ich habe Ihr gerne erklärt, wie Sie Ihre Medikamente einnehmen soll und Ihre Ernährung umstellen kann. Wenn Sie noch weitere Fragen und Wünsche haben, lassen Sie es mich wissen.*« [16].

Teamgelassenheit

Fordern Sie Teamkollegen auf bei Besprechungen zu berichten, wie sie es schaffen, in angespannten Situationen gelassen zu bleiben. Besuchen Sie Seminare zudem Thema. Entwickeln Sie eine **neugierige Haltung** wie z. B.: »*Wie schafft es meine Kollegin bei dieser Engpasssituation trotzdem freundlich, ruhig und gelassen zu reagieren?*«. Beobachten Sie genau. Welche **alternativen Sichtweisen** können Sie entwickeln, die weniger belastend für Sie sind?

Am Montagmorgen erscheint eine Kollegin weniger zum Dienst. Anstatt mit blindem Aktionismus zu starten und wichtige Aspekte zu übersehen, kann Ihr Team gelassener (re)agieren:

▬ Als erstes die vollständige Übergabe mit Kollegen aus dem Nachtdienst absolvieren.

▼

- Kurzbesprechung bei einer Tasse Tee: Wer macht bis zum Frühstück was? – Dann schauen wir, ob die (verspätete?) Kollegin noch kommt.
- Gemäß Krisenplan verschiebt sich das Frühstück ca. 10 Minuten nach hinten.
- Diese Standardsituation des Personalengpasses wurde öfter bei Teamsitzungen besprochen und sinnvolle Alternativplanungen zur Setzung von Prioritäten vorgenommen. Jeder konnte dabei seine kreativen Ideen einbringen.
- Alle Tätigkeiten, die folgenlos aufgeschoben werden können, werden verschoben.
- Die Teammitglieder sind trotzdem zufrieden und interpretieren den Ausfall als Routine.

Überlastungsanzeige

In solchen Engpasssituationen bieten auch Überlastungsanzeigen eine sinnvolle, u. U. notwendige Möglichkeit Entlastung zu schaffen. In einem späteren Schadensersatzprozess muss sich ansonsten die laut Dienstplan eingeteilte Pflegerin von der Staatsanwaltschaft die Frage gefallen lassen: »*Wenn Sie doch wussten, dass Sie bei dieser Personalbesetzung keine ausreichende Pflege leisten konnten – warum haben Sie ihren Dienst angetreten ohne Ihren Arbeitgeber auf diesen Missstand aufmerksam zu machen?*«.

Denn laut §§ 276, 278 BGB ist die im »Verkehr erforderliche Sorgfalt« grundsätzlich von allen Beteiligten im Gesundheitswesen zu gewähren. Eine Unterlassung von notwendigen Maßnahmen z. B. »Patientenmobilisation mangels Pflegepersonal«, hätte damit haftungsrechtliche Konsequenzen. Der Rechtsexperte Werner Schell empfiehlt **in Fällen von Arbeitsverdichtung** den Vorgesetzen schriftlich zu informieren und Weisungen einzuholen. Dieses stellt sogar eine **Dienstpflicht** des Angestellten dar. Wird die Anordnung aufrecht erhalten, so ist der Arbeitnehmer verpflichtet sich an den nächst höheren Vorgesetzten zu wenden. Bestätigt auch dieser die Anordnung, so ist diese auszuführen. Schell empfiehlt die schriftliche Information des Arbeitgebers, das z. B. eine pflegerisch notwendige Mobilisierung eines Patienten wegen Arbeitsverdichtung nicht möglich sei und dass darüber entschieden werden müsse, welche Verrichtungen im Dienst Priorität erhalten sollten [68].

Manche Unternehmen verbieten ihren Mitarbeitern die Erstellung von Überlastungsanzeigen. Eine solche Arbeitgeberaussage ist falsch und steht im Gegensatz zur Nebenverpflichtung aus dem Arbeitsvertrag im Rahmen der sogenannten Treuepflicht (§ 242 BGB) als auch aus dem Arbeitsschutzgesetz (§§ 15, 16). Damit sich der **Mitarbeiter selbst nicht schadensersatzpflichtig** macht, empfiehlt auch der Berufsverband DBfK einen **rechtzeitigen Hinweis an den Arbeitgeber** zur Überlastungssituation. Diese Anzeige kann sowohl von einem Team als auch von jedem persönlich eingereicht werden. Das Unterlassen einer Überlastungsanzeige kann im Einzelfall laut DBfK sogar eine Arbeitspflichtverletzung darstellen [13].

Inhalte einer Überlastungsanzeige

- Es muss objektiv nachvollziehbar sein, warum die Situation für die einzelne Mitarbeiterin nicht mehr zu verantworten ist.
- Welche Maßnahmen sind bisher in die Wege geleitet wurden, um die Situation zu entspannen?
- Der Arbeitgeber wird aufgefordert für Abhilfe zu sorgen.

Entlastung durch erfolgreiches Konfliktmanagement

Jeder rechtzeitig gelöste Konflikt **eskaliert nicht mehr**. Damit werden negative Langzeitfolgen, die zu Mobbing oder innerer Kündigung und Burnout führen können, rechtzeitig gestoppt.

Professionelles Kritisieren

Oft kommt es vor, dass Sie mit dem Verhalten Ihrer Mitmenschen nicht zufrieden sind. Um beim Beispiel der verspäteten Kollegin zu bleiben: Stellt sich später heraus, dass die Kollegin häufiger zu spät kommt, wird die Tatsache klar benannt und mit der Betreffenden offen geklärt.

Wer mit aufgestauten negativen Energien arbeitet, überträgt diese auf andere. Das Schöne am effizienten Kritisieren ist, dass der Betroffene seinem Ärger Luft machen kann (Anspannung wird abgebaut) und das Gegenüber die Möglichkeit zur offenen Stellungnahme bekommt (oft klären sich Missverständnisse). Durch solch ein fair ausgetragenes Kritikgespräch lernen sich die Beteiligten nicht nur besser kennen – sondern oftmals vertieft sich das Verhältnis positiv.

Besonders für eine Mitarbeiterin, die sich ärgert, während ihrer gesamten Arbeitszeit »schmollt« und ihre negative Ausstrahlung dann auf andere projiziert, ist es bedeutsam, sich angemessene Kommunikationstechniken anzueignen. Horizontale Feindseligkeit (▸ Kap. 1.) lebt von Verheimlichung, Beschämung und stummen Zeugen. Schulungsmaßnahmen, z. B. Konfrontations- und Selbstbehauptungstechniken leiten wirksame Gegenmaßnahmen ein [3].

Ein Mitarbeiter reagiert auf nonverbale Anspielungen, wie Augenbrauen heben oder Gesicht verziehen, von Seiten der Kollegen mit der Aussage: »*Ich glaube, ich sehe Deinem Gesicht an, dass Du mir etwas sagen möchtest. Du kannst mich ruhig direkt ansprechen.*«.

Oder als Reaktionsmöglichkeit bei hinterhältigem Verhalten, z. B. sich bei anderen über eine Person beklagen, aber nicht direkt mit ihr sprechen: »*Ich finde es nicht richtig über ihn hier zu sprechen, wenn ich nicht dabei war oder die Fakten nicht genau kenne. Hast Du schon mit ihm selbst darüber gesprochen?*«.

Bei Ärger am Arbeitsplatz, wenn Sie selbst auf den Verursacher nicht weiter eingehen können, haben Sie neben dem klaren Ansprechen weitere Möglichkeiten:

- Schweigen,
- Rausgehen,
- Luft anhalten,
- langsamer Ausatmen als Einatmen, um sich zu beruhigen,
- Lächeln, um sich zu beruhigen,
- kurze Auszeit, um später das Gespräch fortzusetzen.

6.5 Entlastung durch Vorgesetzte

Manche professionelle Pflegedienstleitungen stellen sich dem »Gesellschaftsthema Burnout« in ihren Einrichtungen und suchen zielgerichtet Abhilfe. Anstatt zu »verleugnen«, **analysieren** sie die vorhandenen Arbeitszeitausfälle. In einer sog. **Bildungsbedarfanalyse** (ein Instrument der Personalentwicklung), werden ggf. veraltetes Wissen und die ungenutzten Möglichkeiten der Mitarbeiter zur Sollqualifikation ermittelt. Durch **Mitarbeiterentwicklungs- und Teamentwicklungsgespräche** treten dabei häufig mächtige Ressourcen zu Tage. Leitungen machen sich im Vorfeld Gedanken, wie sie ihre **Mitarbeiter in wichtige Entscheidungen einbinden** und mitnehmen können. Haas [32] berichtet aktuell, dass Chefs der Industrie aus diesem Grund wieder mehr auf die **Fähigkeiten** ihrer Mitarbeiter achten und ihre **Stärken fördern**.

Loben und Anerkennen

In einer aktuellen Untersuchung zur Mitarbeitermotivation in 17 Ländern wurde festgestellt, dass nur 19% der Befragten erklärten, für gute Arbeit Lob zu ernten [12]. Im Gegensatz dazu bemängelten 69%, dass ihr Unternehmen kein Interesse an ihnen als Mensch zeige. Anlass zur Verwunderung muss sein, dass die Klage über **fehlende Anerkennung und Wertschätzung** so weit verbreitet ist. Umfassende internationale Studien [31] belegen, dass sich bei ausgeprägter Anerkennung von Leistungen der Mitarbeiter die **Rendite des Unternehmens verdreifacht**. Zudem wirkt das Lob von Führungskräften lange nach: Mitarbeiter, die von ihrem Chef hörten, dass sie ein besonderes Händchen dafür haben, die Bedürfnisse der Patienten auf einen Punkt zu bringen, werden möglicherweise den »Rest ihres Lebens« alle weiteren Patientenbeschwerden besonders intensiv bearbeiten und dabei ganz genau darauf achten, dass sie die Fähigkeit auch voll ausschöpfen, die ihr Chef an ihnen so mag [43].

Warum wird scheinbar so wenig gelobt? Ursächlich könnte ein **Missverständnis** zwischen Führungskraft und Mitarbeiter sein. Während der Vorgesetzte denkt: »*Solange ich nicht kritisiere, wissen doch meine Leute, dass ich zufrieden bin.*« – interpretiert die Mitarbeiterin sein Schweigen als Missachtung. Ebenso bewirkt der **Führungsschlüssel** das Phänomen fehlender Anerkennung: Lobt eine Pflegedirektorin mit 500 Angestellten 2-mal die Woche einen ihrer Mitarbeiter, hat sie selbst den Eindruck, dass sie »nun aber wirklich überdurchschnittlich viel lobt«. Doch der einzelne Mitarbeiter würde dabei nur einmal alle 5 Jahre gelobt werden – und empfindet es als »nie gelobt« [43].

Die Auswahl von geeigneten Führungskräften, die loben können und wollen, kann sich zum positiven Motor entwickeln. Sollte Sie ihr Chef nicht **loben**, so **tun Sie es selbst** innerhalb Ihres Teams. Bevor Sie einer anderen Kollegin ein Kompliment machen, ist es erforderlich, die Kollegin erst einmal zu beobachten. Diese Beobachtung ist ein ganz bewusster Vorgang, der Ihre Achtsamkeit trainiert. Richten und lenken Sie Ihre Aufmerksamkeit darauf und geben Sie positives Feedback. Oft ist das Team so in Eile, dass die einzelnen Mitglieder positive Details gegenseitig gar nicht wahrnehmen.

Mitarbeiterführung

Jeglicher **kooperativer Führungsstil** beinhaltet immer Mitsprache- und Gestaltungsmöglichkeiten von allen Teammitgliedern. Dabei werden die persönlichen Fähigkeiten der Mitarbeiter von Seiten der Führung nahezu strategisch entfaltet und zu einem »kraftvollen Strauß« gebunden.

Britische Forscher stellten an mehr als 10.000 Staatsangestellten Folgendes fest: Je weniger ein Mitarbeiter auf seiner Dienststelle zu entscheiden hatte und je stärker er den Anweisungen anderer ausgeliefert war, desto höher war sein Risiko einen Herzinfarkt zu erleiden [11]. Dieser Status ist auch bei anderen Erkrankungen, wie Asthma, Diabetes, Depression und Rückenschmerzen, zu beobachten. Umgekehrt gilt auch: Je höher die Führungskraft im Unternehmen steht, umso seltener ist diese krank. Je geringer der Status eines Menschen ist, desto schlechter scheint es ihm zu ergehen. Ergebnisse der Pflegeforschung belegen, dass ungelernte Pflegehelfer ein viel höheres Burnout-Risiko haben als ausgebildete [14]. Je schlichter die Arbeit und je geringer die Verantwortung für den Mitarbeiter ist, desto seltener wird positiver Stress erlebt.

Belastungen wirken noch schlimmer, je weniger das tiefverwurzelte Prinzip der Gegenseitigkeit beachtet wird. Für erbrachte Leistungen erwarten Menschen eine angemessene Belohnung in Form von Gehalt oder allgemeiner Wertschätzung. Wird diese Tauschbeziehung durch die Mitarbeiterführung nicht eingehalten, wirkt dieses wiederum negativ als Stressor.

> Durch einen kooperativen Leitungsstil inklusive Mitsprache, Gestaltungsmöglichkeiten und verantwortlichem Arbeiten entfalten sich die persönlichen Ressourcen und die Teammitglieder erkennen Belastungen früher.

Ein guter Chef lässt seine Mitarbeiter eigenverantwortlich und selbständig arbeiten und integriert dadurch die persönlichen Fähigkeiten des Einzelnen. Gleichzeitig animiert er sein Team zur Mitsprache und baut dadurch Macht ab. Jederzeit dürfen und sollen Konflikte angesprochen werden.

Viele Heime beschäftigen Ergotherapeuten, um mit den Bewohnern kreativ zu basteln, Spiele oder Gymnastik anzubieten. Diese recht beliebten und angenehmen Tätigkeiten könnten auch von Pflegekräften des Hauses übernommen werden, die diesbezüglich sehr erfahren sind bzw. eine ergotherapeutische Weiterbildung absolviert haben. Damit wird der Berufsalltag im Pflegeberuf abwechslungsreicher gestaltet.

Beratung für Führungskräfte

Manchmal hilft im Gegensatz zur Intervision (▶ Kap. 6.4) die **externe Beratung**. Einige Leitungspersonen ängstigen sich professionelle Beratung und Hilfe für ihre Führungsaufgabe in Anspruch zu nehmen, weil sie befürchten, andere könnten dieses als Schwäche auslegen. Aber wer effektiv führen möchte, braucht selbst Energie und darf sich einige Inspirationen zum Umgang mit beruflichen Stress und diesbezüglicher zeitgemäßer Personalentwicklung einholen. Nicht kurative, sondern präventive Maßnahmen sind erforderlich.

Personalentwicklung

Im Zuge des Facharbeitermangels merken immer mehr Kliniken, dass sie freiwerdende Pflegestellen mangels Bewerber nicht mehr besetzen können. Dieses hat gravierende Auswirkungen auf die Unternehmensergebnisse.

Mangels Pflegepersonal können viele Intensivstationen und Überwachungseinheiten nicht »voll gefahren« werden. Dadurch reduzieren sich die operativen Leistungszahlen. Infolgedessen entstehen wirtschaftliche Einbrüche. Dadurch zeigt sich deutlich, dass die Mitarbeiter einer Einrichtung nicht nur in Hochglanzbroschüren deren wichtigste Ressourcen sind – sondern sie dies auch faktisch ökonomisch sind!

Der jahrelange Abbau von Ausbildungsplätzen, das Versäumnis einiger Arbeitgeber, ihre Mitarbeiter langfristig zu halten und durch Personalentwicklung zu fördern, rächt sich nun. Der Personalmarkt im Gesundheitswesen ist leergefegt und selbst noch so teure und bundesweit geschaltete Stellenanzeigen schaffen kaum Abhilfe. Nur dort, wo ein motivierter und gesunder Mitarbeiterpool besteht, können Engpasssituationen gut gemanagt werden. Solch ein Stamm an Fachkräften muss gepflegt und durch Förderprogramme kontinuierlich ausgebaut werden. Interessanterweise rechnet sich die langfristige Personalentwicklung auch ökonomisch. Denn in solchen Einrichtungen wird es viel seltener zu einem **Zusammenbruch des Personals** bzw. zu gegenseitiger kostenintensiver »Burnout-Ansteckung« kommen.

Erhalt des Systems

Mitarbeiter, die laut Arbeitsvertrag sowieso bereits an jedem zweiten Wochenende und vielen Feiertagen Dienst leisten, werden in der Dienstplanung überlegt eingeteilt, sodass sie bei Personalausfällen nicht erneut angefragt werden. Das gesamte Direktorium postuliert als hohe Priorität einen gesunden und motivierten Mitarbeiterstamm. Vorrang hat dabei ganz klar die Erholung der Mitarbeiter durch regelmäßige freie Tage. Bekanntermaßen gilt das schon immer für z. B. die Mitarbeiter der Verwaltung, damit diese sich wirklich regenerieren können, um im anschließenden Berufsalltag ausgeruht Leistung bringen können. Für die Gruppe der Pflegenden, der Ärzte oder der MTA ist das nicht so selbstverständlich.

Stattdessen existiert heute im Modell des **systemerhaltenden Personaleinsatzes** ein Notfallpool von Mitarbeitern, die so geschult wurden, dass sie bei Ausfällen in verschiedenen Abteilungen einsetzbar sind. Alternativ kompensieren Verträge mit Zeitarbeitsfirmen derartige Engpässe. In solchen zukunftsorientierten, da mitarbeiterorientierten Einrichtungen analysiert man zügig, dass nur eine wertschätzende und ressourcenorientierte Personalentwicklung die Mitarbeitermotivation und das Ideenpotenzial zum Einsatz kommen lässt. Mit solcher Personalplanung gelingt ein gesunder und damit aufbauender Systemerhalt. Damit liegen beste Voraussetzungen für ein kundenorientiertes Unternehmen vor, das nur so die Zukunft im Gesundheitswesen erleben wird (◘ Tab. 6.1).

Systemerhaltendes Modell

- Kein Mitarbeiter darf grundsätzlich Urlaubstage mit in das nächste Jahr nehmen.
- Überstunden müssen durch Freizeit ausgeglichen werden.
- Wer am Wochenende arbeitet, muss diese Tage innerhalb von 8 Tagen kompensieren.
- Arbeit wird prinzipiell nicht mehr zuhause erledigt.
- Supervision: das Besprechen oder »Wegsprechen« von Belastungen eint und stärkt Teams.
- Im Notfall wird zu haltlosen und überzogenen Forderungen des Marktes öffentlichkeitswirksam Stopp gesagt.
- Informationspolitik und Werbung der Einrichtungen bezüglich der Mitarbeiter: »Bei uns gewährleisten stressfreie Pflegende/MTA's/Ärzte ihre Sicherheit«.

Ganz anders sieht es bei **systemdestruktivem Personaleinsatz** aus. Hier denken Leitungen kurzfristig und fahren »das ganze System an die Wand«. Angestellte berichten von Pflegedienstleitungen, die nachts nach 0.00 Uhr zuhause anrufen und wiederholt Mitarbeiter zum Frühdienst anfordern. Zudem sollen Kollegen mehrere Wochenenden am Stück Dienst leisten. Der Berg an angelaufenen Überstunden scheint unüberwindbar. Betroffene umschreiben die Situation mit *»kein Licht am Horizont«*.

Die Auswirkungen eines solchen Personaleinsatzes liegen auf der Hand: Mitarbeiter sind demotiviert, fühlen sich ausgebeutet, halten sich mit Verbesserungsvorschlägen zurück, investieren kein persönliches Engagement in Fortbildung (▶ Top im Job: Und jetzt Sie), halten Ausschau nach Stellenangeboten, die einen systemkonstruktiven Umgang mit den Angestellten erwarten lassen. Auf der einen Seite ist es augenscheinlich billiger keinen Personalersatzpool zu halten und zu schulen bzw. Gelder für Zeitarbeitsfirmen zu investieren. Auf der anderen Seite ist diese Form von Personalentwicklung langfristig deutlich teurer und verbietet sich daher aus betriebswirtschaftlichen Gründen. Die Krankheitsfälle steigen an, gute Leute **kündigen** als erstes, demotivierte Mitarbeiter bewirken nicht nur bei Kollegen und Einweisern – nein, auch bei den Patienten, Angehörigen und Besuchern ein negatives Bild der Einrichtung.

Arbeitszeitplanung

Neben Respekt und Ansehen ist auf ein ausgewogenes Verhältnis von Arbeits- und Privatleben zu achten (▶ Kap. 4.8). Dazu wird in manchen Einrichtungen bereits über die Umstellung auf eine »5-Tage-Woche« nachgedacht. Oberstes Ziel soll dabei sein, dass die Mitarbeiter sich mehrere Tage am Stück in ihrem privaten Umfeld erholen können, um bei Dienstbeginn wie ein aufgeladener Akku den Anforderungen des Berufslebens zu entsprechen. Durch Beeinflussungsmöglichkeiten der Arbeitszeitregelung haben Mitarbeiter die Möglichkeit ihr Arbeits- und Privatleben besser zu vereinbaren. Dieser Tatsache kommt heute ein

■ **Tab. 6.1.** Personalmanagement: systemerhaltend vs. systemzerstörend

Langfristig systemerhaltend	Langfristig systemzerstörend
»Unsere Mitarbeiter sind wertvolle Ressourcen«	»Meine Mitarbeiter sollen arbeiten«
Regelmäßige Freizeit ermöglicht Erholung. Bei Personalausfall wird Engpasspool aktiviert	Kein Budget für Engpasspool, stattdessen notfallmäßiges Einspringen bei Bedarf
8-h-Arbeitszeiten wie in anderen Berufen (z. B. Verwaltung), um möglichst viel Erholung am Stück zu haben	Kürzere, 6- bis 7stündige Arbeitszeiten, damit mehr Mitarbeiter zur Abdeckung des Dienstplanes zur Verfügung stehen
Mitgestaltungsmöglichkeiten	Dienst nach Vorschrift
Kernarbeitszeiten: Vorlieben werden berücksichtigt, je weniger verschiedene Dienstzeiten, desto gesünder sind Mitarbeiter	Jeder **muss** Früh-, Spät- und Nachtdienst arbeiten
Bei Engpasssituation werden schlimmstenfalls Leistungen reduziert (Bettenreduktion), damit vorhandene Mitarbeiter unter ausreichenden Bedingungen arbeiten können	Bei Engpasssituation läuft Standardprogramm weiter, auch wenn dadurch die Patientenversorgung gefährdet und Mitarbeiterressourcen systematisch abgebaut werden
Dienstplanung berücksichtigt private Bedürfnisse, um z. B. gesundheitserhaltende Kurse der VHS regelmäßig besuchen zu können	Starre, unflexible Dienstplanung

wesentlich höherer sozialer Status und Wert zu als früher [76]. Einflussmöglichkeiten der Pflegenden auf die Arbeitszeit senken die Fehlzeiten und steigern die Zufriedenheit und Lebensqualität der Pflegefachkräfte. Vorgesetzte und Geschäftsführer, die ihre Mitarbeiter im Urlaub und an freien Wochenenden permanent anfordern und einspringen lassen, sollten sich die Folgen ihres Verhaltens verdeutlichen: Frustration, Krankmeldung, private Geheimtelefonnummer, innere Kündigung, Abwanderung.

Eine schädigungsarme Gestaltung der Schichtarbeiten ist eigentlich immer ein Kompromiss zwischen den betrieblichen Anforderungen, zwischen Erkenntnissen der Arbeitswissenschaft und den persönlichen Interessen der Angestellten. § 6 des Arbeitszeitgesetzes fordert Dienstzeiten, die nach gesicherten arbeitswissenschaftlichen Erkenntnissen belastungsarm und menschengerecht gestaltet werden müssen. Die Berufsgenossenschaften für Gesundheitsdienst und Wohlfahrtspflege (BGW) empfiehlt dazu [7]:

- Vorhersehbare und planbare Dienstpläne unter Beteiligung der Mitarbeiter.
- Eine Freiwilligkeit bei Schichtwahl ist günstiger als Anordnung.
- Möglichst keinen Frühdienstbeginn vor 7 Uhr und keinen Spätdienst nach 23 Uhr.

Wenn es denn unbedingt sein muss:

- Vorwärts rotierende Schichtsysteme: Früh-Spät-Nacht.
- Schnell rotierende Schichtsysteme (z. B. nur zweimal hintereinander gleicher Schichttyp).
- Ausreichende Erholungszeiten zwischen den Diensten (mindestens 11 Stunden).
- Nicht mehr als 4 Nachtdienste hintereinander.
- Mindestens 24 Stunden Ruhepause nach Nachtdienst.
- Ganze freie Wochenenden sind günstiger als einzelne freie Tage.
- Klar definierte Pausen (auch nachts) in eigens ausgewiesenen Pausenräumen, in denen Essen in Gemeinschaft eingenommen werden kann.

Personalausfall

Das Einspringen der übrigen Mitarbeiter für erkrankte Kollegen ist ein Teufelskreis: »*Durch die Anreicherung von Überlastung und Unmut bei der übrigen Belegschaft ergibt sich wiederum eine herabgesetzte Schwelle zur Krankmeldung. Solche Kreisläufe können durchbrochen werden, indem die Führungskräfte darauf achten, den verbliebenen Arbeitskräften nicht noch zusätzliche Aufgaben zuzumuten.*« [37]. Ganz im Gegenteil sollte in solchen Fällen die Pflegedirektion den Mitarbeitern gegenüber, die den Dienst aufrecht erhalten, ihre Anerkennung und Unterstützung zeigen.

Einige Einrichtungen richten derzeit ein **strategisches Ausfallmanagement** ein. Im Normalfall möchte jeder Mitarbeiter einer festen Station zugeordnet sein. Bei diesen neuen Systemen müssen aufgrund der Einsatzmöglichkeiten in mehreren Abteilungen wirksame Anreize gesetzt werden, um Mitarbeiter zu einer Bewerbung für den Personalpool zu motivieren. Dazu zählen neben übertariflicher Vergütung, langfristiger Dienstplanung und regelmäßige Fortbildungsangebote auch finanziell-attraktive Stand-By-Regelungen.

❯ Je kurzfristiger ein Mitarbeiter einspringen muss und zur Verfügung steht – desto höher ist seine Stundenvergütung.

Diese höheren Anforderungen an die zeitliche Flexibilität, ein umfangreicheres und breiteres Fachwissen und die Flexibilität rechtfertigen ohne Frage ein deutliches Plus in der Lohntüte [19]. Die Poolmitarbeiter müssen in der Lage sein, Patienten in den verschiedenen Fachdisziplinen sach- und fachgerecht betreuen zu können. Sie sind einer **virtuellen Station** zugeordnet und werden im üblichen 3-Schicht-System verplant. Weil keine anderen Mitarbeiter mehr aus dem Frei bzw. Urlaub, oder aus laufenden Fortbildungen in den Dienst abberufen werden, sparen die Einrichtungen nicht nur Überstundenvergütungen. Eine große deutsche Uniklinik baut derzeit ein solches Ausfallmanagement für ihre gesamten Intensivstationen auf. Die Berechnungen stellen dem Arbeitgeber **langfristig sogar Kosteneinsparungen** in Aussicht. Zudem steigert sich die Zufriedenheit der Mitarbeiter durch realistischere Dienstpläne, durch eine bessere Planbarkeit der Freizeit, durch Senkung des Krankenstands und der Personalfluktuation. Damit reduzieren sich auch die Kosten für Personalauswahlverfahren und Einarbeitungsphasen.

Krisenpläne

Durch die Verdichtung der Fallzahlen in den letzten Jahren schaffen es Mitarbeiter meist nur bei guter Teamkooperation und Personalbesetzung die anfallenden Leistungen vollständig zu erbringen. Fällt jetzt zusätzlich Personal aus, kann dies zur Folge haben, dass die Pflegenden trotz höchsten Engagements es nicht schaffen, alle anfallenden Leistungen abzudecken. Dadurch gehen u. U. Kollegen mit einem **schlechten Gewissen** nach Hause, weil sie wissen, heute nicht alles für die Patienten, Kollegen oder anzuleitende Schüler erbracht zu haben. Mögliches Resultat bei den Betroffenen: Frustration und Motivationsminderung. Entwickelt sich dies zum Dauerzustand, steigt das Burnout-Risiko. Wenn Mitarbeiter Unterlassungen und mögliche Gefahren nicht bekannt machen, werden die Arbeitsbedingungen nicht geändert. Wichtig ist es die Arbeitsbedingnen und die damit verbundenen Gefahren nicht zu verheimlichen, sondern offen mit **Verbündeten** Missstände, die z. B. aufgrund von Personalausfall auftreten, zu diskutieren. Eine mögliche Entlastung können Krisenpläne bewirken.

❯ Krisenpläne entlasten, denn sie geben bei Engpässen Anweisungen, was nicht getan werden muss.

Krisenpläne entwickeln das Team und deren Leitung gemeinsam mit der Abteilungs- oder Einrichtungsleitung (z. B. PDL). Eine Erfassung der notwendigen Arbeitsschritte dokumentiert zunächst den Sollwert bei ausreichender Personalbesetzung (100%).

Je nach Reduktion von Personal und Priorität können entsprechend weniger Leistungen erbracht werden. Hier muss ein gesunder Kompromiss zur Bedürfnisbefriedigung der Patienten (Kernkompetenz der Einrichtung) und anderen Abteilungen geschaffen werden.

Veränderte Einstellung gegenüber der bestehenden Organisation

Bei Fehlen einer examinierten Vollkraft kommt es gemäß Krisenplan zur Reduktion anderweitiger Leistungen, damit die originären Pflegeaufgaben und damit eine Zufriedenheit der Patienten erreicht werden kann. Manche Pflegedirektionen kompensieren Personalausfälle wie eben beschrieben durch ein spezielles Ausfallmanagement und schaffen damit sog. Springerstellen (erfahrene Pflegende, die in der Lage sind auf mehreren Abteilungen einzuspringen).

Eine gute **Begleitung und Wertschätzung des Teams** durch die Leitung ist **während der Krisensituationen** notwendig. Betriebswirtschaftlich sind zukünftig Forschungen zu erwarten, die feststellen, was ökonomischer ist:

a. unzufriedene Patienten in überbelegten Mehrbettzimmern oder auf Klinikfluren mit überlastetem Personal oder

b. die Anpassung der vorhandenen Kapazitäten an die Personalbesetzung?

Beide Möglichkeiten haben auch hier wieder ihren Preis:

Enttäuschte Patienten multiplizieren ihre subjektiv **negativen Klinikerlebnisse** gegenüber ihrer Umwelt; inklusive einer Beschwerde an den einweisenden Hausarzt. Dieser kommt in eine Zwickmühle: Empfiehlt er weiterhin eine Klinik, die von seinen Patienten negativ erlebt wurde, **wechseln verärgerte Patienten den Arzt**. So überlegen sich z. B. unzufriedene Patienten, ob sie sich bei nachfolgenden Klinikbesuchen dort wieder unter den bekannten negativ erlebten Umständen behandeln lassen möchten: *genervtes, abgehetztes Personal und durch Überbelegung kein eigener Schrank im Zimmer* usw.

Es ist davon auszugehen, dass **intelligente Mitarbeiter** bei solchen Arbeitsbedingungen von sich aus **kündigen** werden. Die Beschaffung von neuem geeignetem Personal ist teuer und aufgrund des Fachkräftemangels nicht immer möglich. Wenn eine Personalunterbesetzung zum Dauerzustand wird, sind negative Langzeitfolgen zu befürchten:

- Es findet sich kaum noch Zeit für notwendige Teambesprechungen.
- Konflikte werden nicht bearbeitet, sondern gären vor sich hin.
- Der Dauerdruck hemmt gute Ideen und die Kreativität der Mitarbeiter.
- Das Angebot an Fortbildungen kann aufgrund der engen Besetzung nicht genutzt werden.
- Es kommt zum teuren, deutlichen Anstieg der Fehlzeiten.
- Wenn erfahrene Mitarbeiter kündigen, ist der Verlust von Wissen und Know-how immer mit Qualitätseinbußen und Risiken verbunden.

- Kostspielige Marketingkampagnen werden notwendig, um den positiven Ruf einer Einrichtung: »*Bei uns liegen Sie nicht auf dem Flur….*« wieder aufzubauen.
- Teure Personal-Anwerbe-Kampagnen werden notwendig, um den Betrieb aufrecht zu erhalten.

Was langfristig ökonomischer sein wird, erscheint logisch. Sollten Sie die Möglichkeit haben, diese Problematik mit Ihrem kaufmännischen Direktor zu besprechen. Fragen Sie ihn, ob er sich im Krankheitsfall gerne auf dem Flur pflegen lassen würde und dann dieses Krankenhaus weiterempfehlen würde.

Orientiert sich die mögliche Leistung einer Klinik an den vorhandenen Personalressourcen, kann die Veränderung der Fallzahlen wiederum ökonomische Auswirkungen haben. So sagt sich bereits manche Klinik: Es ist betriebswirtschaftlich sinnvoller mit weniger Personal weniger Leistung zu erbringen, als mit einer Unterbesetzung das 100%ige Soll erreichen zu wollen. Denn letzteres führt zum Anstieg der **Personalunzufriedenheit**, zu einer Zunahme der Fehlzeiten und dadurch zur Abwanderung der guten Mitarbeiter.

Vielleicht werden auch Politiker hellhörig, wenn in Kliniken die Wartelisten immer länger werden, weil Patienten nicht mehr aufgenommen werden. Was ist unserer Gesellschaft die Gesundheit der »Gesundheitsproduzenten« wert? Sollte nicht auch im Gesundheitswesen analog dem Flugzeug gelten: »*Im Falle eines Druckabfalls, ziehen Sie die Sauerstoffmasken zu sich hin und pressen Sie dicht auf Mund und Nase. Erst danach helfen Sie Anderen.*«.

6.6 Entlastung durch Träger und Geschäftsführung

In den letzten Jahren reduzierten deutsche Kliniken zehntausende Stellen von Pflegepersonal durch Abbau oder Umstrukturierung zugunsten anderer Berufsgruppen. Jahrelang kompensierten gerade die Pflegenden durch ihren uneigennützigen und motivierten Einsatz strukturelle Bruchstellen im deutschen Krankenhauswesen. Doch dieser **jahrelange Abbau von Personal und Ressourcen** rächt sich nun. Ein Großteil der Pflegenden ist erschöpft, leer und frustriert [19]. Sie stehen mit dem Rücken zur Wand und können nicht mehr; verlassen den Beruf oder steigen schon direkt nach der Ausbildung in andere Berufssparten ein. Hier sind Träger, die Politik mitsamt Kostenträgern aufgerufen schnellstmöglich Abhilfe zu schaffen. Aktuell bietet ein **Sonderprogramm** zur Schaffung von 17.000 zusätzlichen Stellen von Seiten der Politik Förderungsmöglichkeiten. Doch nicht alle Kliniken haben Fördergelder beantragt, obwohl die **zweckgebundenen Maßnahmen** zur Entlastung der Pflegenden gedacht waren. Manche Häuser nutzen dieses Fördergeld als Initialzündung, um ein Personalausfallmanagement (Personalpool; ▶ Kap. 6.5) aufzubauen.

Bis zu 80% der Gesamtarbeitsbelastung im Krankenhaus liegen in **Informations-, Beziehungs- und Kommunikationsproblemen** innerhalb und zwischen der Berufsgruppen [14]. 60% der Fehlzeiten in allen Berufsgruppen sind motivationsbedingt [45]. Die aufgeführten Probleme aufgrund unzureichender Interaktion und mangelnder Motivation lassen sich durch entsprechende Qualifizierungsmaßnahmen in Aus-, Fort- und Weiterbildung aktiv beeinflussen. Je höher die Fehlzeitenquote, desto mehr sollte nach innerbetrieblichen Ursachen geforscht werden. Träger und Führung nehmen die Interessen der Mitarbeiter ernst und integrieren sie in Entscheidungen und Neuerungen. Dieses findet nicht nur Ausdruck in Einrichtungsphilosophien, sondern im täglichen Kontakt zwischen der Führung und den Angestellten. Ein deutliches **Optimierungspotenzial** zur Verbesserung der Arbeitszufriedenheit steckt in der wertschätzenden und sich gegenseitig anerkennenden **Zusammenarbeit zwischen Pflegenden, Physiotherapeuten, MFA, MTA, Ärzten und den anderen Berufsgruppen**. Ein Träger könnte dieses Ziel ganz von oben als gewünscht vorgeben und vom ärztlichen Direktor, Verwaltungsleiter und Pflegedienstleiter einer Klinik vorbildhaft einfordern (▶ Kap. 6.7).

Die ersten Unternehmen gehen bereits aktiv gegen den prognostizierten Facharbeitermangel vor und bieten ihren Mitarbeitern z. B. **subventionierte Massagen** in der Pause an. Sie haben ein **gerechtes Entgeltsystem** eingeführt und beurteilen ihre Mitarbeiter nach **ob-**

jektiven und transparenten Bewertungskriterien. Solche Träger engagieren sich häufig auch für weitere **sinnvolle Projekte** (regenerative Energien, Entwicklungshilfe usw.).

Soziale Verantwortung als Firmenkultur

Die Sinnfrage ist schon besprochen worden. Die meisten Arbeitgeber im Gesundheitswesen bieten »sinnvolle« Leistungen an. Ganz anders im Wirtschaftssektor, wo es vorrangig um Gewinne und die Marktposition geht. Dort bieten immer mehr Unternehmen ihren Mitarbeitern die Möglichkeit an, über die Berufstätigkeit hinaus **etwas Sinnvolles** zu tun. Die Einstellung: »*Wir haben unseren festen Job und verdienen dabei ganz gut.*« wird mit etwas sozial Positiven kombiniert. Dafür werden Mitarbeiter für **ehrenamtliche Tätigkeiten** freigestellt. Oft lokal begrenzt, quasi vor Ort, unterstützt das Personal je nach seinen Wünschen soziale Projekte: *Organisation von Weihnachtspäckchen für Kinder in Osteuropa, Versorgung von Obdachlosen* usw. **Corporate Volunteering** werden diese Projekte genannt. Dabei geht es darum, Kernkompetenzen in das gesellschaftliche Gemeinwohl einzubringen. Die freiwillig aktiven Mitarbeiter begründen ihre Teilnahme damit, einen Beitrag für eine gerechtere Welt zu leisten.

Betriebliche Prävention

Einige Unternehmen haben die Gefahr erkannt und investieren in eine effiziente Burnout-Prophylaxe ihrer Mitarbeiter. Der **ROI (Return of Investment)** liegt bei 3–4, d. h. jeder Euro, der in Burnout-Prophylaxe-maßnahmen der Mitarbeiter investiert wird, rentiert sich nicht nur 1:1, sondern wirkt 3- bis 4fach. Untersuchungen aus der Schweiz kommen in diesem Bereich zu folgenden Ergebnissen [42]: Als Auswirkungen zeigen sich Verluste durch Fehlzeit und Krankheit sowie ein immaterieller Gewinn an Gesundheit, der sich in einer hohen Identifizierung der Mitarbeiter mit der Einrichtung und einer aufsteigenden Arbeitsmotivation abzeichnet. Zu den präventiven Ansätzen gehören insbesondere **Psychohygiene** sowie professionell gestaltete Teamentwicklungs- und Veränderungsprozesse, um so auf die neuen Marktbedingungen in der Gesundheitspolitik reagieren zu können. Die Teilnehmer werden in den Seminaren angeleitet dabei ihre eigenen Grenzen zu erkennen und schrittweise ihr **Selbstvertrauen** zu steigern.

❯ Oberste Zielsetzung ist die **Selbstverantwortung durch Selbstmanagement der Mitarbeiter**. ▶ Top im Job: Und jetzt Sie!

Bei manchen Arbeitgebern fehlt noch das Verständnis für die Zusammenhänge zwischen der psychischen Gesundheit und Lebensqualität der Mitarbeiter und ihrer Produktivität für das Haus. Je mehr ausgebrannte und demotivierte Mitarbeiter eine Einrichtung hat, desto ineffektiver ist sie. Burnout-Betroffenen fehlt häufig die Kraft von sich aus aktiv Gegenmaßnahmen einzuleiten und um Hilfe zu bitten. Ebenso kündigen die Betroffenen selten von sich aus, sondern sie verursachen durch einen erhöhten Krankenstand und ihre verminderte Arbeitsleistung stattdessen hohe Kosten [37]. Heute ist eine **berufsvorbereitende** Personalentwicklung mit den o. g. Inhalten bereits in vielen Ausbildungen integriert. **Berufsbegleitende** Maßnahmen können in Form von Tagesfortbildungen, z. B. durch Grundlagen- und Aufbauseminare stattfinden. Gerade bei Folgeseminaren schildern Mitarbeiter, dass sie seit der ersten Präventionsmaßnahme um ihre individuelle Gefährdung und das Teamrisiko deutlich mehr wissen, dass sie häufig schon mit effizienten Maßnahmen der Psychohygiene gestartet hätten, dass sie selbst einen Motivationsschub zur Arbeit und zu notwendigen Veränderungsprozessen verspürten und dass sie aus der Passivität des »Sich-ausgeliefert-Fühlens« herausgekommen seien und nun gemeinsam mit der Leitung neue Impulse zu einem befriedigenderen Arbeitsalltag umsetzten. Pflegedirektoren berichten zudem, dass die Krankheitsrate der Pflegenden seit dem ersten Seminar nicht weiter angestiegen, sondern teilweise sogar zurückgegangen sei.

✅ **Praxistipp für Chefs**

Schaffen Sie **Überstundenbegrenzungslimits**. Investieren Sie aktiv in Personalentwicklung mit **Job-Rotation, Job-Enlargement** (Ausweitung der Tätigkeiten) und **Job-Enrichment** (Ausweitung des Verantwortungsbereiches). Setzen Sie externe **Coachs** als »**Trouble-Shooter**« ein, die betriebliche Burnout-Fallen aufdecken. Verbalisieren Sie **klare Zielvorgaben** und **erkennen** Sie die Leistungen der Mitarbeiter **an**.

Manche Betriebe bieten ihren Mitarbeitern in Zusammenarbeit mit der BGW einen sogenannten »**Gesundheitstag**« an. So gibt es empfehlenswerte Konzepte des betrieblichen Gesundheitsschutzes, wie die »Initiative Neue Qualität der Arbeit« (www.inqa.de). Manchmal schließen Arbeitgeber Verträge mit ortsansässigen Fitnessstudios oder Physiotherapeuten ab, in denen ihre Mitarbeiter zu vergünstigten Konditionen Leistungen in Anspruch nehmen können.

Anregungen für ein Gesundheitsmanagement

Die physische und die psychische Gesundheit der Belegschaft sind das Produkt des Arbeitsumfeldes der Einrichtung und ein äußerst wichtiger Faktor für den **Gruppenzusammenhalt**. Die Teilnahme an den Gesundheitsaktionen sollte freiwillig sein. Das Personalmanagement steuert dabei alle Maßnahmen. In der Kantine werden mehr **Gemüse und Salate** und weniger Currywurst und Pommes angeboten. Überall wird **reichlich Wasser** anstatt Kaffe und Limonade/Cola dargereicht. Anstatt Plätzchen werden bei Besprechungen und Seminaren **Obst- und Gemüsesticks** bereitgestellt.

Eine Studie der Universität Michigan ergab, dass Unternehmen, die ihren Mitarbeitern **20 Minuten Sport** an mindestens zwei Tagen die Woche ermöglichen, durchschnittlich 500 Dollar Gesundheitskosten pro Beschäftigtem im Jahr einsparen konnten. Andere Studien belegen, dass Mitarbeiter mit guter körperlicher Fitness 61% **weniger Fehlzeiten** verursachen als Inaktive [48].

😊 Burnout in den Niederlanden

In unserem Nachbarland wird mit vereinten Kräften das Übel des Burnouts an der Wurzel gepackt [20]. Früher gab man betroffenen Mitarbeitern Beruhigungspillen und empfahl für 4 Wochen entspannende Dinge. Heute müssen sich sowohl Arbeitnehmer als auch der Arbeitgeber **verpflichten,** das Problem **nachhaltig** zu lösen. Der Mitarbeiter kann also nicht sagen: *»Quatsch, ich gehe nicht zum Arzt!«* und das Unternehmen kann nicht sagen: *»Sie werden wieder gesund und wir ändern nichts.«.* Also auch hier setzt man auf die Änderungsdevise. Ein Jahr nach Vereinbarung der Maßnahmen erfolgt die Prüfung, ob beide Parteien ihren Beitrag geleistet haben. Wenn dem so ist, übernimmt der Staat die Kosten. Hat der Arbeitgeber nicht genug getan, muss er die Kosten übernehmen – hat sich der Mitarbeiter nicht genug um seine Genesung gekümmert, wird kein Krankengeld gezahlt.

6.7 Entlastung durch Betriebskultur und Wertschätzung

Ebenso prophylaktisch kann die Betriebskultur der Einrichtung, als Summe geteilter Vorstellungen, Einstellungen und Überzeugungen, welche die Mitarbeiter im Verlauf ihrer Arbeit erleben und entwickeln, wirken. Positive Beispiele stellen hierzu eine ausgeprägte **Vertrauens-, Kooperations- und Konfliktbewältigungskultur** sowie das Vorhandensein einer **Lern- und Innovationskultur** dar.

Ein höflicher Umgang miteinander und die Wertschätzung der beruflichen Dienstleistung durch den »Chef« haben in Deutschland den höchsten Einfluss für das Engagement der Mitarbeiter. Dieses Ergebnis brachte eine Untersuchung, die in 22 Ländern etwa 20.000 Beschäftigte befragte [32]. Mitarbeiter wünschen sich Anerkennung. Und das Schöne für die Unternehmen ist: **Es kostet nichts!**

❯ Wertschätzung, Vertrauen und Anerkennung sind wichtige Burnout-Prophylaxemaßnahmen, die berufsgruppenübergreifend in Einrichtungen gelebt werden sollten.

Fazit
- Entlastung kann durch eine Vielzahl von Faktoren erreicht werden.
- Zum einen gibt es die persönlichen Entlastungsmöglichkeiten durch Professionalität im Handeln jedes Einzelnen sowie innerhalb des Teams.
- Ein hoher Stellenwert kommt aber auch der Entlastung durch Vorgesetzte, Träger, Geschäftsführung bzw. der Betriebskultur zu. Hier gilt es ein Umdenken beim Arbeitgeber zu erreichen.
- Alle Mitarbeiter im Gesundheitswesen sollten ein gesundes berufliches Selbstbewusstsein anstreben.

Ihr Beruf ändert sich – verändern Sie sich!

Wie sollte eine professionelle Beziehung zwischen Patienten und Ihnen gestaltet werden? Was ist der Unterschied zwischen dem Verhältnis zum Patienten zu der Beziehung zu Ihren Familienangehörigen, Partnern, Freunden und Bekannten?

7.1 Empathie als professionelle – nicht als moralische – Verpflichtung

Die Beziehung zwischen dem Patienten und den Angestellten im Gesundheitswesen ist nicht psychotherapeutisch, da der »normale« Patient somatisch und nicht psychisch krank ist [10]. Damit ist es nicht primäre Aufgabe (wie in manchen Lehrbüchern eingefordert) dem Patienten zu Wachstum und emotionaler Reife zu verhelfen. Empfehlenswert ist eine fürsorgliche, mitmenschliche, nahe Beziehung ohne unnötige Distanzen – **aber nicht distanzlos**. Dieses ausgewogene Verhältnis genau zu justieren erfordert Kompetenz und ist wichtig [5]. Die andauernde körperliche Nähe zum Patienten in der Pflege macht daher bestimmte Distanzierungstechniken notwendig (☐ Abb. 7.1).

Viele Pflegende sprechen selbst vom **Übereifer**, also einem **zu starken Engagement**. Dies kann die Form einer wirklichen Identifikation mit dem Pflegeempfänger haben. Dabei hat die Pflegende das Gefühl den Schmerz ihrer Patienten am eigenen Leib zu spüren. Sie erlebt **grenzenloses Mitleid**. Entgegengesetzt zu dieser Position steht die *»empfindungslose, ignorante Pflegekraft«*, die kein Empathievermögen besitzt und emotional völlig distanziert arbeitet. Zwischen diesen beiden Extremen sollte ein **Mittelweg** angestrebt werden.

Wer sich eingestehen kann, dass er **nicht nur uneigennützig**, sondern im Gegensatz dazu **auch egoistisch** ist, dass er **nicht nur geben will**, sondern **auch etwas dafür bekommen** möchte, kann sich

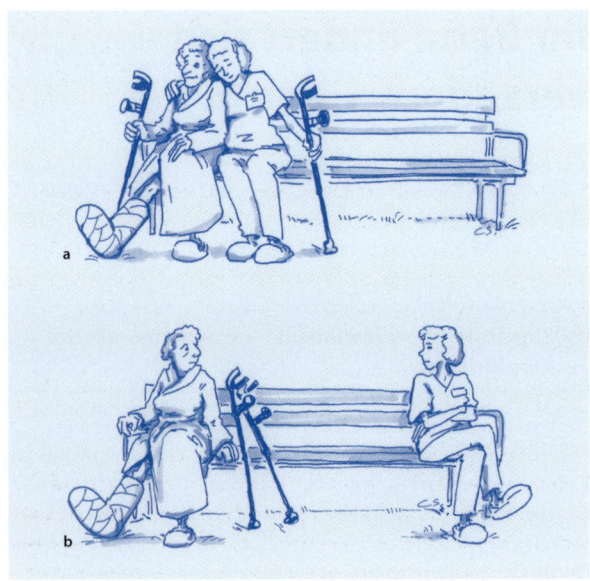

◨ Abb. 7.1. Extreme Nähe (a) und Distanz (b).

besser in seinem Inneren zurechtfinden als eine »allzeit perfekte Mitarbeiterin«, die von sich fordert, stets stark und selbstlos zu sein.

❯ Wer professionell arbeitet, muss sein Handeln danach ausrichten, wie er **mit möglichst geringem Energieaufwand** möglichst viele seiner beruflichen **Ziele auf einem möglichst hohen Qualitätsniveau erreichen** kann [69].

Der von einem Helfersyndrom beeinträchtigte Ersthelfer würde angesichts einer Katastrophe mit vielen Verletzten dem nächstliegenden Verwundeten aus Leibeskräften beistehen und sich verausgaben, auch wenn es sich um einen Schwerkranken handelt, der trotz seiner Bemühungen sterben würde. Die scheinbare Herzlosigkeit der **Triage** des

Rettungswesens enthält eine kennzeichnende Eigenschaft von Profession: »*Es geht darum, keine Energie an Idealansprüche zu verschleudern, sondern Wesentliches von Unwesentlichem zu unterscheiden und so optimal zu arbeiten.*« [69].

7.2 Professionelle Trennung von Beruf und Privatleben

Die auf der Arbeit als belastend erlebten Anforderungen nehmen Betroffene oft mit nach Hause. Hier misslingt ihnen eine strikte Trennung von Berufs- und Privatleben. Eine einfache und wirksame Stressmanagementstrategie ist der Grundsatz:

❯ Arbeit und Freizeit sind zu trennen. Berufliches bleibt am Arbeitsplatz und wird nicht zu Hause bewältigt. Umgekehrt natürlich auch!

Zwar ist das Bedürfnis nach sozialer Kommunikation ein menschliches Grundbedürfnis, und es kennzeichnet ein gutes Team, auch einiges aus dem Privatleben der Kollegen zu wissen und darüber zu sprechen, *wie das Wochenende war und ob sich die Krise in der Partnerschaft wieder gebessert hat* – aber es kommt dabei immer auf die **Dosis** an. Wenn sich die Inhalte des einen Lebensbereiches so stark auf den anderen auswirken, dass der Betroffene negativ beeinträchtigt wird – sollte die Trennung beider Bereiche intensiviert werden.

Nutzen Sie Rituale bei Dienstende – insbesondere vor mehreren freien Tagen. Räumen und sortieren Sie ihren Arbeitsplatz auf, schreiben Sie eine Aufgabenliste für die nächste Arbeitswoche (▶ Kap. 4.7). Stimmen Sie sich mit etwas Angenehmen, z. B. einem Kino-, Restaurantbesuch, auf die freie Zeit ein. Da die freie Zeit für die Regeneration genutzt werden sollte, sind permanente Großprojekte am freien Wochenende, wie »Powershopping« oder Umbaumaßnahmen kritisch zu sehen. Wenn dieses zur Dauerbeschäftigung wird, sollten Sie es ändern. Umgekehrt wirkt aber auch die erfolgreiche Erledigung, ob dies nun der fertige Garten oder die gestrichene Wand ist – positiv auf das Selbstwertgefühl.

Separator

Geeignet für eine effektive Trennung ist der Einsatz von einem **Separator**. Dabei lassen Sie symbolisch die Probleme des Arbeitsfeldes hinter sich. Nachdem Sie die »To-Do-Liste« für Folgedienste notiert haben (▶ Kap. 4.7), gehen Sie zur Umkleide. Streifen Sie mit dem Ablegen der Dienstkleidung auch die Arbeitssituation ab. So wie Sie sich zu Dienstbeginn bewusst machen, nun volle Aufmerksamkeit auf Ihre Arbeit zu richten, machen Sie sich nun bewusst, dass jetzt die Freizeit im Fokus steht: »*Das, was ich für den nächsten Dienst noch erledigen muss, ist notiert – jetzt bleibt die Arbeitswelt hier und ich tauche in mein Privat- und Freizeitleben ein.*«. Benutzen Sie bereits den Weg bis zum Parkplatz oder den Heimweg zum aktiven Abschalten, indem Sie nicht mehr über Berufliches sprechen – auch bzw. gerade, wenn Sie den Weg gemeinsam mit Kollegen gehen. Ein kleiner Spaziergang oder ein **ritualisierter »Umweg«**, z. B. zum Fitnesscenter, kann Sie beim »Umschalten« unterstützen. Sie sollten es **zuhause vermeiden**, über berufliche Probleme zu sprechen. Andererseits sind natürlich Gespräche über die stressigen Situationen des Berufsalltags entlastend; belastende Situationen können »weggesprochen« werden. Dosiert ist dies in der Regel kein Problem. Wenn allerdings Ihr Partner oder ihre Freunde dauernd »Prellbock« sind und sich tagtäglich Ihren Frust anhören, dann stimmt etwas nicht.

✔ **Praxistipp**
- Schon beim Umziehen wird das Dienstliche vergessen. Beim Verlassen des Gebäudes werden bereits andere Themen besprochen. Diese Abgrenzung dient als Schutz. Man verlässt die Station oder die Praxis und die Patienten bleiben zurück.
- Wer sich ausschließlich in geschlossenen Räumen mit alten und kranken Menschen beschäftigt, braucht Gespräche und Spaß mit Menschen, die in **ganz anderen Berufen** zuhause sind, um die Aufmerksamkeit von den beruflichen Belastungen abzuwenden.

▼

> — Besonders für Pflegekräfte gilt: Keine pflegespezifischen Aufgaben in Familie, Nachbarschaft, Freunde oder im Nebenberuf! Schülerinnen erhalten diesen Hinweis bereits in der Ausbildung, um etwaigen unausgesprochenen Erwartungen seitens der Familie gegenüber einer nebenberuflichen »24-Std.-Rund-um-Pflege« mit Ablehnung zu begegnen.

Weitere Separatoren können sportliche Aktivitäten, entlastende Hobbies oder auch nur ein Mittagsschlaf sein.

7.3 Reduzieren Sie die Arbeitsbelastung durch Nein-Sagen und Delegieren

Sagen Sie »Nein«

❯ Respektieren Sie Ihre Leistungsgrenzen.

Wer nicht »klagt« oder »aufbegehrt«, der nicht gewinnt – der wird auch weiterhin mit Arbeit und Zusatzaufgaben überschüttet. Machen Sie Ihrer Umwelt mit einem »Nein« klar deutlich, wenn Ihre **Schranken erreicht oder überschritten** werden. Begründen Sie Ihre Ablehnung stichhaltig. Empfehlenswert ist dabei die Protokollierung Ihrer Arbeit. Damit präsentieren Sie objektive Daten [43]. Es herrscht oft die irrige Annahme, dass solch eine Ablehnung unangenehme Auseinandersetzungen zur Folge habe. Dieses stimmt aber meistens nicht. Im Gegenteil: Kollegen und Vorgesetze reagieren manchmal sogar positiv überrascht und bestätigen, dass es in Ordnung sei, dass Sie auf Ihre Bedürfnisse oder Grenzen der Belastbarkeit aufmerksam gemacht hätten. Sagen Sie selbstbewusst »Nein«, ohne dabei **Schuldgefühle** zu erleben: »*Mehr als das muss ich unter diesen Umständen nicht erreichen und ich bin dennoch ein guter Mitarbeiter und Mensch. 100% reichen – es muss nicht mehr sein.*«.

Bedenken Sie bitte: Wenn Sie sich verändern, **verändern sich auch Andere**. Häufig ist das erste Nein das Fallen des ersten Dominosteins und eine Kettenreaktion beginnt.

Delegieren Sie

Delegieren ist ein hocheffizientes Managementwerkzeug, welches von jedem Angestellten im Gesundheitswesen sicher angewendet werden sollte. Auch wenn es vielleicht Ihre Kollegen nur halb so perfekt machen wie Sie – fahren Sie Ihre **perfektionistische Anspruchshaltung** runter und haushalten Sie mit Ihren Energien optimaler.

Beim Delegieren ist es wichtig, dass der Arbeitsauftrag klar formuliert und bei demjenigen, der ihn übernehmen soll, auch »abgespeichert« wird. Daher ist es sinnvoll, wenn Sie sich den Arbeitsauftrag kurz wiederholen lassen. Dieses Vorgehen kostet zwar primär Zeit, spart aber dauerhaft nicht nur Ihre Zeit, sondern schont auch Ihre Nerven. Das eingangs erwähnte Beispiel des »unzuverlässigen Peter« (▶ Kap. 2.4) wäre wahrscheinlich nicht aufgetreten, wenn er den Arbeitsauftrag (»Treffen um 14 Uhr«) mit seinen eigenen Worten wiederholt hätte. Dieses Vorgehen behebt Missverständnisse zu einem Zeitpunkt, an dem diese noch zu beheben sind.

Grundlegende und ausführliches Handwerkszeug erhalten Sie dazu ▶ Top im Job: Und jetzt Sie.

7.4 Nutzen Sie Distanzierungstechniken

Die Kunst ist es, ein ausgewogenes Verhältnis auf dem schmalen Grat unserer Waage (◨ Abb. 7.1) mit den Endpunkten: »Grenzenloses Mitleiden« und »Kalte Ignoranz« auszutarieren. Wie so oft liegt auch hier das Ziel in einem **gesunden Mittelweg**. Wichtig ist sich in die Situation zu begeben ohne sich von ihr auffressen zu lassen oder sich von ihr in unangenehmer Weise zu distanzieren. Anfänger tendieren häufiger zum Mitleiden, während Angestellten mit langer Berufserfahrung meistens eine deutlichere Distanzierung gelingt. Unterschieden werden vier verschiedene Distanzierungsmöglichkeiten: sachbezogene, psychische, physikalische und soziale.

Sachbezogene Distanzierung

Es sind oft die reinen Fakten, mit denen man immer rechnen muss. Die Aggressivität von Patienten während der Sterbephasen, die Geruchsentwicklung bei Darmfisteln, all das hat **kausale Ursachen**. Wenn ich diese kenne, bleibe ich auf der beruflichen Ebene und nehme mögliche Angriffe nicht persönlich. Dadurch können gewissen Ängste oder Ekelgefühle deutlich reduziert werden (Zwiebelmodell ▶ Top im Job: Arbeitgeber Patient).

So eine Distanzierung gelingt, wenn die Begegnung mit dem Patienten in **Alltagshandlung und Routinen** eingebettet werden kann und so den Maßnahmen eine gewisse Struktur gegeben wird. Unangenehme Aufgaben lassen sich leichter angehen und sind weniger belastend, wenn jeder einzelne für sich ein System entwickelt, wie er persönlich diese Aufgaben angeht. Dadurch werden Handlungen Routine.

Anfangs hatte eine Pflegende große Probleme bei Umgang mit sterbenden Patienten. Neben der typischen Aggressivität, die Bestandteil von Sterbephasen ist, hat sich für sie ihr persönliches Verhältnis zum Tod verändert. Nach vielen Gesprächen im Team erkannte sie, dass Sterben zum Leben dazugehört. Früher konnte sie sich nicht vorstellen, dass es nach dem Tod noch etwas gibt. Heute ist sie überzeugt, dass nach dem Tod nicht Schluss ist. Sie stellte außerdem fest, dass für einige Tumorpatienten der Tod eine Erlösung ist. Dieses Verstehen hängt auch von der Dauer der Berufstätigkeit ab und kann helfen.

Psychische Distanzierung

Menschen, die sich selbst genügend »wert« sind und sich selbst Wertschätzung gegenüberbringen, durchschauen den Teufelskreis der »Anerkennung durch Außen«. Ein Mensch mit einem **ausgeprägten Selbstwertgefühl** schützt sich rechtzeitig und lehnt belastende Situationen ab.

Wer Patienten empathisch begegnen möchte, geht dabei ein Stück weit **in den Schuhen des Anderen** – trägt aber die eigenen Socken.

Burnout-Betroffene identifizieren sich oftmals zu sehr altruistisch (Selbstaufgabe) mit ihrem Gegenüber. Dabei haben sie anfangs immer ganz viel Verständnis für den Anderen und »erfüllen ihm jeden Wunsch«. Die Distanz zum gegenüber fehlt. Später geht das Verständnis verloren und die Einstellung verkehrt sich ins Gegenteil.

Wahrnehmungspositionen

Es werden unterschiedliche Wahrnehmungspositionen unterschieden (◘ Abb. 7.2):

- Die Ich-Position, bei der der Fokus auf den eigenen Gefühlen und Werten liegt.
- Die Du-Position, bei der der Fokus auf den Gefühlen Anderer liegt.
- Die Meta-Position, bei der Ich und Du betrachtet und analysiert werden.

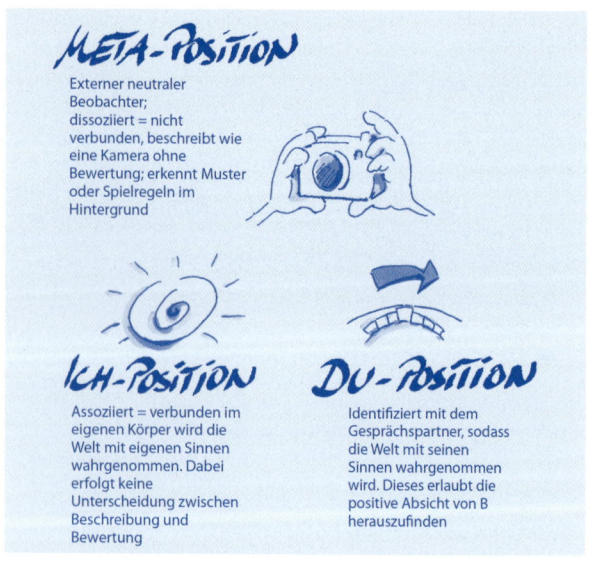

◘ Abb. 7.2. Wahrnehmungspositionen.

Burnout-Betroffene tendieren meistens zur Du-Position, indem sie sich zu stark mit den Bedürfnissen der Anderen identifizieren und ihre eigenen ausblenden. **Egozentriker**, sind nur auf sich selbst fixiert, tendieren zur Ich-Position und sehen die Welt nur durch ihre Perspektive. Die sog. »ganz coolen« Zeitgenossen, tendieren mehr zur **Meta-Position** und sind weder mit dem einen noch dem anderen eng verbunden, sondern überblicken die Zusammenhänge und Spielregeln zwischen Ich und Du. Folglich hat jede der drei Positionen ihre Vor- und Nachteile. Der flexible Könner, dem es gelingt, zwischen diesen Positionen je nach Ausgangslage zu springen, kann damit vielen Situationen auch das Positive abgewinnen und macht sich durch sein bewegliches Denken sein Leben leichter.

Die nachfolgende Übung ist bei meinen Seminaren ziemlich beliebt und zeigt einen sinnvollen **Wechsel** dieser unterschiedlichen **Perspektiven** auf.

✅ Praxistipp

Schildern Sie (sich selbst oder einem Übungspartner) eine belastende berufliche Situation, bei der Sie sich über die Verhaltensweisen einer anderen Person (Kollege, Vorgesetzter, Patient) geärgert haben.

- Versetzen Sie sich ganz in die **Ich-Position** und erleben die eigenen Gefühle und Werte nochmals in ihrem Körper. Schildern Sie diese.
- Wechseln Sie in die **Du-Position** in die Welt Ihres Gegenübers. Sammeln Sie seine oder ihre möglichen Wahrnehmungen und Wünsche.
- Wechseln Sie in die **Meta-Position**. Betrachten Sie die Situation aus der erhöhten Beobachterposition sachlich und nüchtern. Verlassen Sie dazu auch räumlich den Platz. Welche Spielregeln erkennen Sie zwischen »Ich« und »Du«?

Wechseln Sie mehrfach und lassen Sie ggf. die unterschiedlichen Rollen untereinander kommunizieren.

Physikalische Distanzierung

Dienstkleidung mit dem Emblem des Arbeitgebers (vielleicht auf dem Namensschild), unterstützt und fördert eine professionelle Distanzierung. So berichten Flugbegleiterinnen von diesem Phänomen, wenn Sie dabei sagen [35]: »*Meine Dienstkleidung schützt mich gedanklich vor den verbalen Angriffen von aggressiven Fluggästen.*«. Es ist davon auszugehen, dass Ähnliches auch für das Gesundheitswesen gelten könnte. Gerade in Altenpflegeeinrichtungen oder Kinderarztpraxen, wo Angestellte teilweise in ihrer privaten (Freizeit)kleidung tätig sind, könnte durch die nichtberufliche Bekleidung eine wirksame Distanzierungsmöglichkeit hinfällig werden. Sollten Sie in so einer Einrichtung arbeiten, macht es Sinn sich einen Fundus an eigener Dienstkleidung zuzulegen: diese Hosen und Polohemden werden dann ausschließlich während der Arbeit getragen.

In extremen Fällen ist das **Abwenden des Blicks**, das Fokussieren von weniger belastenden Objekten oder das Verlassen des Ortes, also der **Rückzug**, eine Option, um die stressige Situation zu beenden.

Soziale Distanzierung

Die Bedeutung eines funktionierenden **sozialen Umfeldes** (▶ Kap. 5.2) sowohl im Kollegenkreis (▶ Kap. 1.3) als auch die berufliche Auswirkungen der Arbeitszeitplanung auf das Privatleben (▶ Kap. 6.5) wurden dargelegt. Singles mit einem intakten großen Freundeskreis und Angestellte, die in einer Beziehung leben, haben ein geringeres Burnout-Risiko als Menschen, die allein durch ihr Privatleben gehen. Hier wirken Nähe und Geborgenheit schützend. Auch konnte nachgewiesen werden, dass der **Wechsel** des sozialen Umfelds vor den Burnout-Risiken schützt [41]:

— Die hochqualifizierte MTRA, die nach Feierabend aus der Radiologie kommt und im Kontakt mit ihren Kindern zuhause in die Welt der fantasiereichen Kindersprache mit anderen Wertigkeiten eintaucht.

- Der Altenpfleger, der bei Dienstschluss in seinem Verein aktiv wird und sich dort im Gegensatz zu seiner Arbeit mit andersartigen Fachbegriffen (z. B. Fußball, Hundezucht, asiatischem Kochen usw.) engagiert beschäftigt.
- Die Physiotherapeutin, die an freien Wochenenden mit ihrer Theatergruppe die Bühnenwelt betritt und in herausfordernde Rollen schlüpft.

Dieser Wechsel des sozialen Umfeldes hat positive Auswirkungen und bietet einen interessanten Ausgleich zur beruflichen Belastung.

Ineffiziente Distanzierung

Es gibt auch Distanzierungstechniken, die ineffizient und kontraproduktiv sind.

Eine Auseinandersetzung mit einem Patienten oder Kollegen, in deren Verlauf ein Mitarbeiter seine Machtposition und Entscheidungsrechte unterstreicht, kommt immer wieder vor. Durchschauen Sie das Verhalten: Durch das Ausleben von **Aggressionen** und offenes **Ablehnen** von Patienten oder Kollegen sucht der betroffene Mitarbeiter lediglich die eigene emotionale Entlastung.

Andere Teammitglieder konzentrieren sich nur noch auf wenige Lieblingstätigkeiten, so sitzt z. B. eine Kollegin nur noch am Schreibtisch und betritt die Behandlungsräume oder Patientenzimmer nicht mehr. Dadurch wird ihr Arbeitsalltag einseitig. Hier beschneiden sich Kollegen um die Vielfalt, die der Beruf bietet.

Weitere ineffiziente Techniken sind **Bagatellisierung**, Vermeidungstendenzen und Resignation. All diese Techniken provozieren eher Konflikte und fördern so die Entstehung eines Burnouts.

7.5 Frustrationstoleranz: Vorbeugung gegen Kränkungen

Nicht alle finden die Musik von Dieter Bohlen gut – das wissen Sie – und wir erwähnen in diesem Bereich häufig, dass vieles im Leben eben **Geschmackssache** ist. Das bezieht sich nicht nur auf Nahrungsmittel (nicht jeder isst gerne Muscheln oder Innereien), Theater, Kleidung oder Urlaubsregionen. Hier reagieren viele gelassen und es tangiert sie nicht, dass nicht jeder am Meer Urlaub machen möchte. Mit unseren eigenen Leistungen sieht es schon etwas anders aus. Denn oftmals, wenn Menschen miteinander in Beziehung treten, findet es der Eine besser als der Andere.

Je ausgeprägter eine professionelle Rolle ist, desto eindrucksvoller sind auch die **Möglichkeiten, Misserfolge zu verarbeiten**, ohne die eigene Person in Frage zu stellen. Wenn ein Pflegeempfänger professionell gepflegt wird und trotzdem unglücklich oder aggressiv ist, nehmen das Pflegefachkräfte häufig persönlich und fühlen sich durch diese »Undankbarkeit« abgewertet. Und nicht selten treffen diesen Patienten verdeckte Sanktionen. So verschwindet unmerklich der Stolz auf gute professionelle Arbeit; an seine Stelle tritt das unerfüllte Streben, sich bei anderen beliebt zu machen und dankbar zu stimmen. Hier schließt sich der Kreis zum Helfersyndrom: »*Wer durch Pflege glücklich machen will, wird am Ende keinen Patienten mehr sehen können.*« [69].

❯ Mitarbeiter im Gesundheitswesen sollten schon in der Ausbildung durch regelmäßige Trainings geschult werden, dass sie im Beruf **nicht immer Erfolg** haben, **nicht immer Dankbarkeit** ernten und **nicht von allen** Patienten und Kollegen **anerkannt** werden.

Sprechen Sie während Teamsitzungen darüber und tauschen Sie mit Kollegen andere Sichtweisen aus.

7.6 Ihre letzte Möglichkeit: Verlassen oder reduzieren

Um einen besseren Ausgleich in Work-Life-Balance zu erreichen, reduzierten einige Mitarbeiter den Umfang ihres Arbeitsvolumens. So ist
laut Institut für Arbeitsmarkt und Berufsforschung der Anteil an Teil-
zeitstellen in der Pflege von 26% im Jahre 1999 auf 39% im Jahr 2007
stark angestiegen. Doch wenn auch eine Stellenreduktion nicht weiter
hilft bleibt als letztes Mittel Ihrer Wahl noch die dritte Ihrer Entscheidungsmöglichkeiten: »**leave it**« (engl. »verlasse es«). Meist liegen gute
Gründe für eine Kündigung durch Seiten des Arbeitnehmers vor, wenn:

- Sie sich ständig unter- oder überfordert fühlen.
- Sie sich objektiv weit unter ihrem Marktwert verkaufen.
- Keine weitere Entwicklung oder Aufstieg in Ihrer Position möglich
  ist, Sie sich diese Veränderung aber wünschen.
- Sie mit Vorgesetzten oder Kollegen permanent aneinandergeraten
  und sich nach mehreren unterschiedlichen und ernsthaften Lösungsmöglichkeiten (mindestens 3!) keine Besserung abzeichnet.

Bedenken Sie bitte beim letzten Punkt: eine Verhärtung der »Fronten«,
dieses Nicht-miteinander-können, gilt hierbei nicht für den normalen
»physiologischen« Krach, der in Teams immer wieder auftritt. Denn:
Nicht jeder Ärger mit Kollegen ist Mobbing und nicht jeder Ärger mit
dem Chef ist Bossing.

Fazit
- Es ist notwendig, Nein zu Sagen. Aus dem Nein-Sagen ergeben
  sich Grenzen. Eine wichtige ist die Grenze der zumutbaren Arbeitsbelastung.
- Wichtig ist ebenso die Abgrenzung von Berufs- und Privatleben.
  Hier bietet sich der Einsatz von Seperatoren an.
- Zudem gibt es 4 Distanzierungstechniken, die von Ihnen angewendet werden sollten.
- Wenn alle anderen Möglichkeiten ausgeschöpft sind, bleibt Ihnen
  immer die Möglichkeit die Arbeitszeit zu reduzieren oder aber zu
  gehen.

Berufspolitische Anmerkungen

Der Kreis schließt sich im wahrsten Sinne des Wortes, wenn Angestellte im Gesundheitswesen unverändert wie in einem Rad gefrustet rotieren. Einer meiner Seminarteilnehmer sprach vom »Hamsterrad der Chaosstation«.

Nicht die Pflegekraft, die an Burnout erkrankt ist, hat »Schuld« daran. Hier geht es nicht um Schuld, sondern hier geht die Verantwortung zunächst an die **unethische Gesundheitspolitik** [70] sowie an die Kostenträger. Anteilig auch an den Verantwortungsbereich der Unternehmen im Gesundheitswesen, an die hausinterne Personalentwicklung und zu einem Teil auch an die betroffenen Mitarbeiter. Denn bei Burnout ist ihnen ein Stück ihrer **»Eigenverantwortung für sich selbst«** verloren gegangen.

Mitarbeiterführung ist eine Organisationsaufgabe. Burnout ist ein Anzeichen von Missständen im Haus und von Defiziten von Führungskräften im Hinblick auf Mitarbeiterorientierung. Die Träger der Unternehmen im Gesundheitswesen sollten sich **solidarisieren** und ähnliche Aktionen wie die Kampagne »Uns reicht's« initiieren oder ausbauen. Der Bevölkerung müssen die **Auswirkungen des Kliniksterbens** bewusst gemacht werden. Wenn Gesellschaft und Politik keine monetäre Steigerung für Einrichtungen aufbringen, werden sich Klinikverhältnisse wie z. B. in Großbritannien auch bei uns entwickeln: Dort fahren Krankenwagen mit Akutpatienten stundenlang Krankenhäuser an, bis ein freies Bett gefunden wird.

Vor Jahren rechneten die wenigsten Stadtbürger mit Konsequenzen durch die Schließung der regionalen Poststellen in Dörfern und Stadtteilen. Heute bedauern dies die wartenden Postkunden in immer länger werdenden Schlangen vor den Schaltern. Was glauben Sie, was erst passiert, wenn in Deutschland (wie prognostiziert) jede dritte Klinik schließt?

Wenn sich Unternehmen die Patientensicherheit auf die Fahnen schreiben und durch Marketingmaßnahmen nach außen multiplizieren, kann dieses eine erfolgreiche Strategie darstellen. Wenn die Unternehmensphilosophie beispielsweise aussagt, dass »*unser Personal optimale Arbeitsbedingungen erfährt*«, um eine hohe Patientensicherheit zu gewährleisten könnte dieses Auswirkungen auf den Ruf der Einrichtung haben. Einem Bericht der BBC zufolge fanden Wissenschaftler heraus, dass die Todesrate in Kliniken mit besonders wenig Pflegepersonal um 26% höher lag als in gut versorgten Häusern. Dazu analysierten die britischen Forscher 120.000 Patientenakten und verglichen sie mit Informationen von 4000 Pflegerinnen und Pflegern aus 30 verschiedenen Einrichtungen [72].

Fazit

- Burnout resultiert aus mangelnder Eigenverantwortung, sowohl des Betroffenen, als auch des Arbeitgebers.
- Es gilt hier der Bevölkerung die Auswirkungen einer unethischen Gesundheitspolitik klar zu machen und sich zu solidarisieren.

In aller Kürze

Bewältigen Sie etwaige Unzufriedenheit **aktiv** anstatt passiv auszuharren. Warten Sie nicht auf »die Anderen«, sondern ziehen Sie selbst Konsequenzen. Klar können Ihre Freunde und Kollegen Sie unterstützen, indem Sie ihnen Ihre Vorsätze mitteilen und sie bitten, Sie immer daran zu erinnern und im schlimmstenfalls sogar zum Abschalten, Sport oder sonstiger Freizeitaktivität »zwingen« – aber der **Grundimpuls muss von** Ihnen ausgehen!

Es ist eine Art **Mehrfachstrategie** gegen Burnout im Gesundheitswesen empfehlenswert:

- Schützen Sie sich dabei selbst, Ihre Kollegen und Ihr Team.
- Wirken Sie berufspolitisch und gesellschaftlich mit, dass ihre Berufsgruppe und ihr Arbeitgeber optimale Arbeitsbedingungen erfahren.

Sollten Sie aber das Gefühl haben, dass Sie bereits von Burnout betroffen sind, so vertrauen Sie sich den Profis an. Das kann Ihr Betriebsarzt oder Hausarzt, bzw. ein Psychotherapeut oder Coach sein. Gemeinsam reflektieren Sie in einem solchen Falle die vorliegenden Ursachen und besprechen die notwendigen Gegenmaßnahmen. Mit professioneller Hilfe werden sinnvolle und unterstützende Bewältigungsmöglichkeiten geplant und umgesetzt.

Das wichtigste dabei ist die Auseinandersetzung mit den bislang nicht ausreichend bewältigten Problemen. Denn auch hier gilt wiederum: **Ärgern Sie sich nicht weiter, sondern fangen SIE mit der Veränderung an!**

Wirklich, er war unentbehrlich!
Überall, wo was geschah,
Zu dem Wohle der Gemeinde,
Er war tätig, er war da.

Schützenfeste, Kasinobälle,
Pferderennen, Preisgericht,
Liedertafel, Spritzenprobe,
Ohne ihn, da ging es nicht.

Ohne ihn war nichts zu machen,
Keine Stunde hatt' er frei.
Gestern, als sie ihn begruben,
War er richtig auch dabei.

(Aus: Wilhelm Busch: Gedicht des Herzens)

Abkürzungen

- **BGW:** Berufsgenossenschaften für Gesundheitsdienst und Wohlfahrtspflege
- **DBfK:** Deutscher Berufsverband für Pflege
- **EDV:** Elektronische Datenverarbeitung
- **IBF:** Innerbetriebliche Fortbildung
- **MFA:** Medizinische Fachangestellte
- **MTA:** Medizinisch-Technische-Assistentin
- **PDL:** Pflegedienstleitung
- **ROI:** Return of investment
- **SWG:** Selbstwertgefühl
- **ZVG:** Zielvereinbarungsgespräche

Literatur

[1] Abt-Zegelin A (2009) Wenn Kollegen zu Feinden werden. Die Schwester/Der Pfleger 11: 1048

[2] Aries M., Zuppinger-Ritter J (1999) Pflegende mit und ohne Burnout: Resultate einer quantitativen Längsschnittuntersuchung. Pflege 2: 83ff.

[3] Bartholomew K (2009) Feindseligkeit unter Pflegenden beenden. Huber, Bern

[4] Beck S (2009) Die Müdigkeit der Rastlosen. Süddeutsche Zeitung vom 14.03.2009

[5] Benner P, Wrubel J (1997) Pflege, Stress und Bewältigung: Gelebte Erfahrung von Gesundheit und Krankheit. Huber, Bern

[6] Bergner T (2006) Burnout bei Ärzten. Schattauer, Stuttgart

[7] BGW (2008) Tipps für die Gestaltung von Schichtarbeit im Unternehmen. Heft 1/2008: 9

[8] Birkenbihl VF (1997) Selbstmanagement. 4. Auflage, Birkenbihl-Media, Bergisch-Gladbach

[9] Birkenbihl VF (2002) Jeden Tag weniger ärgern. 3. Auflage. Knaur, München

[10] Bischoff-Wanner C (2002) Empathie in der Pflege. Huber, Bern

[11] Blech J (2008) Die Heilkraft der Mönche. Spiegel 48: 144

[12] Bönisch J (2009) Dienst nach Vorschrift. Süddeutsche Zeitung vom 15.01.2009

[13] Brachstein E (2008) Expertenrat zur Überlastunganzeige in DBfK –Die Schwester/Der Pfleger 3: 253ff.

[14] Braun B, Müller R (2005) Arbeitsbelastung und Berufsausstieg bei Krankenschwestern. Pflege & Gesellschaft 3: 131–141

[15] Brown C (1995) Professionalisierung als Chance. Fokus, Gießen

[16] Buresh B, Gordon S (2006) Der Pflege eine Stimme geben. Huber, Bern

[17] Charisius H (2008) Augen zu und durch. Süddeutsche Zeitung vom 12.06.2008

[18] Csikszentmihalyi M (2007) Das Geheimnis des Glücks. 13. Aufl. Klett-Cotta, Stuttgart

[19] DBfK (2009) Mehr Pflege im Krankenhaus? Beobachtungen von DBfK-Mitgliedern zur Situation der Klinikpflege im Verlauf des Jahres 2009. http://www.dbfk.de/download/download/Mehr-Pflege-im-Krankenhaus.pdf

[20] Dilk A, Littger H (2008) Das ausgebrannte Unternehmen. ManagerSeminare 8: 44

[21] DPA (2008) Jeder Dritte wünscht sich E-Mail-freie Tage. Süddeutsche Zeitung vom 6.09.2008

[22] Dyer W (2001) Der wunde Punkt. Die Kunst nicht unglücklich zu sein. Rowohlt, Hamburg

[23] Ellis A (1997) Grundlagen und Methoden der Rational-Emotiven Verhaltenstherapie. Klett-Cotta, Stuttgart

[24] Elsbernd A (2000): Pflegesituationen. Huber, Bern

[25] Enzmann D, Kleiber D (1989) Helfer-Leiden: Streß und Burnout in psychosozialen Berufen. Asanger, Heidelberg

[26] Epiktet (1997) Wege zum glücklichen Handeln. Insel, Frankfurt

[27] Farell G (1999) Aggression in clinical settings. J Advanced Nursing 29: 532–541

[28] Fichter A (2009) Ich bin dann mal weg: Viele Firmen unterstützen es gerade jetzt in der Krise, wenn Mitarbeiter sich eine Auszeit vom Job nehmen. Süddeutsche Zeitung vom 28.08.2009

[29] Frädrich S (2009) Günter, der innere Schweinehund, hat Erfolg. Ein tierisches Coachingbuch. 3. Aufl. Gabal, Offenbach

[30] Friedl A (2006) Short Summary zu Österreichs großer Burnout-Studie. Teil 1 – die Sozial- und Gesundheitsberufe. Business Doctors, Graz

[31] Gostik A, Elton C (2008) Zuckerbrot statt Peitsche: Wie man mit einer täglichen Dosis Anerkennung sein Unternehmen nach vorne bringt. Finanzbuch, München

[32] Haas S (2008) Auf das Klima kommt es an. Süddeutsche Zeitung vom 15.02.2008

[33] Hausmann C (2009) Burnout-Symptome bei österreichischen PflegeschülerInnen im dritten Ausbildungsjahr. Pflege 22: 297–307

[34] Hermelink K, Heussner P (2009) Ab in die Mottenkiste: Warum wir die Idee einer »Krebspersönlichkeit« endlich ad acta legen sollten. Gehirn&Geist 10: 36

[35] Hochschild AR (2006) Das gekaufte Herz. 2. Aufl. Campus, Frankfurt

[36] Hohensee T (2007) Gelassenheit beginnt im Kopf. Knaur, München

[37] Hokenbecker-Belke E (2007) Ausgebrannt – Ein Ratgeber für Mitarbeiter und Führungskräfte zur Burnout-Prävention in personenzentrierten Dienstleistungsberufen. LIT-Verlag, Berlin

[38] Hölzer R (2003) Burnout in der Altenpflege. Urban & Fischer, München

[39] http://de.spitzbart.com/

[40] Kauffeld S (2005) Jammern oder Lösungsexploration. Eine sequenzanalytische Betrachtung des Interaktionsprozesses in betrieblichen Gruppen bei der Bewältigung von Optimierungsaufgaben. Institut für Arbeitswissenschaft. Universität Kassel

[41] Kernen H (2005) Arbeit als Ressource. Haupt, Bern

[42] Kernen, H (1999) Burnout-Prophylaxe im Management. 3. Aufl. Paul Haupt, Bern

[43] Kitz V, Tusch M (2009) Ohne Chef ist auch keine Lösung. Campus, Frankfurt

[44] Kitz V, Tusch M (2008) Das Frust Job Killer Buch. Campus, Frankfurt

[45] Kleinbecker U (1998) Durch Förderung der Arbeitsmotivation lassen sich die Anwesenheitszeiten von Mitarbeiterinnen und Mitarbeitern erhöhen. In: Brandenburg U, Kuhn K, Marschall B (Hrsg.) Verbesserung der Anwesenheit im Betrieb. Wirtschaftsverlag für neue Wissenschaft, Bremerhaven

[46] Kollak I (2008) Burnout und Stress. Springer, Heidelberg, Berlin

[47] Lazarus R, Launier R (1981) Stressbezogene Transaktionen zwischen Person und Umwelt. In Nitsch (Hrsg) Stress: Theorien, Untersuchungen, Maßnahmen. Hans Huber, Bern

[48] Lümemann D (2005) Fitness ist Chefsache. Managerseminare Heft 83: 60–65

[49] Mamerow R (2002) Selbstpflege (Altenpflege professionell). Urban & Fischer, München

[50] Maslach C, Leiter M, Lidauer B (2001) Die Wahrheit über Burnout. Springer, Berlin

[51] Menche N (2007) Pflege Heute, 4. Aufl. Elsevier, München

[52] Müller-Jung J (2010) Multitasking ist ungesund. FAZ vom 16.04.2010

[53] Ongaro L, Segler K (2007) »Die Men's Health Weltmeisterschaft«. MensHealth 12: 41

[54] O.V. (2007) Insekten als Vorbild. Spiegel 33:

[55] O.V. (2008) Krankenstand steigt wieder. Süddeutsche Zeitung vom 11.03.2008

[56] O.V. (2009) Fluchen gegen die Pein: Verbales »Abreagieren« macht unempfindlich gegenüber körperlichen Schmerzen. Gehirn & Geist 10: 10

[57] O.V. (2010) Fünf Minuten in der Natur bauen Stress deutlich ab. www.aerztezei-
      tung.de Zugriff am 06.05.2010

[58] Peseschkian N (2005) Was haben Sie auf dem Herzen. Trias, Stuttgart

[59] Praxis Aktuell (2008) Wenn plötzlich nichts mehr geht: Burnout. www.aok-
      business.de

[60] Pütz D (2006) ADHS-Ratgeber für Erwachsene. Hofgrefe, Göttingen

[61] Quernheim G (2009) Spielend anleiten und beraten. 3. Auflage Elsevier, München

[62] Richmond L (2000) Arbeit und Spiritualität. Goldmann, München

[63] Rossi E, Nimmons D (2007) 20 Minuten Pause: Auf den Körper hören und Burn-
      out verhindern. Junfermann, Paderborn

[64] Rübesamen K (2009) Wolf Singer über das Bewusstsein. Süddeutsche Zeitung
      vom 18.07.2009

[65] Ruegg JC (2006) Gehirn, Psyche, Körper – Neurobiologie von Psychosomatik
      und Psychotherapie. 3. Aufl. Schattauer, Stuttgart

[66] Schaarschmidt U (2005) Halbtagsjobber. 2. Aufl. Beltz, Weinheim Basel

[67] Schaarschmidt U, Kieschke U (2007) Gerüstet für den Schulalltag. Beltz, Wein-
      heim Basel

[68] Schell W (2008) »Überlastungsanzeige«. Heilberufe 4: 79

[69] Schmidtbauer W (2002) Helfersyndrom und Burnout-Gefahr. Urban & Fischer,
      München

[70] Schnepp W (2006) Verantwortlichkeit und professionelle Pflege. Die Schwester,
      Der Pfleger 8: 759

[71] Schützendorf E (2007) Mehr Eigenzeit. Dr. med. Mabuse. März/April 2007

[72] O.V. (2006) Hunderte Patienten starben – weil Krankenschwestern fehlten.
      www.spiegel.de/wissenschaft/mensch vom 24.02.2006

[73] Spitzer M (2006) Vorsicht Bildschirm. DTV, München

[74] Sprenger R (2004) Die Entscheidung liegt bei Dir. Campus, Frankfurt

[75] Standhardt R () Seminarinhalte MBSR. 2008 www.giessener-forum.de

[76] Wenderlein F (2005) Arbeitszufriedenheit und Fehlzeiten bei Pflegekräften.
      Bibliomed, Melsungen

Stichwortverzeichnis

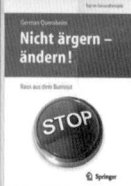
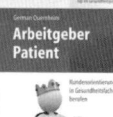
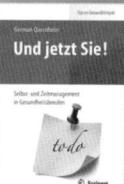
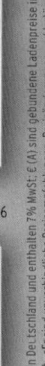
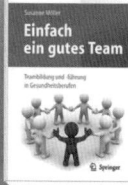
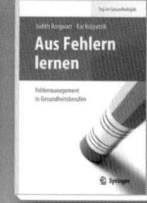
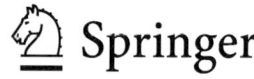

Printing: Ten Brink, Meppel, The Netherlands
Binding: Stürtz, Würzburg, Germany